reinhardt

Susanne Mertens

Das Innere Team mit Tieren

Tiere als Persönlichkeitssymbole in Psychotherapie und Beratung

3. Auflage

Mit 9 Abbildungen

Ernst Reinhardt Verlag München

Dipl.-Psych. Dipl.-Päd. *Susanne Mertens*, Bonn, war lange Jahre als Einzel-, Paar- und Gruppentherapeutin sowie Supervisorin bei sozialpädagogischen Einrichtungen und Lehrbeauftragte an der Hochschule Bremen tätig.

Von der Autorin außerdem im Ernst Reinhardt Verlag lieferbar:
Susanne Mertens, Johanna M.: „Der Elefant, der nicht geträumt wurde – eine Psychotherapie mit Fritz Riemanns Persönlichkeitsmodell"

Bibliografische Information der Deutschen Nationalbibliothek

Die Deutsche Nationalbibliothek verzeichnet diese Publikation in der Deutschen Nationalbibliografie; detaillierte bibliografische Daten sind im Internet über <http://dnb.d-nb.de> abrufbar.

ISBN 978-3-497-03190-0 (Print)
ISBN 978-3-497-61732-6 (PDF-E-Book)
ISBN 978-3-497-61733-3 (EPUB)
3. Auflage

Printed in EU
Satz: Arnold & Domnick, Leipzig

Ernst Reinhardt Verlag, Kemnatenstr. 46, D-80639 München
Net: www.reinhardt-verlag.de E-Mail: info@reinhardt-verlag.de

Inhalt

1 Wie es dazu kam: Die Entstehungsgeschichte der Methode

Dieses Buch ist mir „zugefallen“. Ich habe es innerhalb von wenigen Monaten geschrieben. In meinem Inneren arbeite ich aber schon viele Jahre daran und kann den Anfang auch nicht mehr genau benennen. Einige Stationen in meinem Leben sind Wegbereiter gewesen – so zum Beispiel meine Gestalttherapie-Ausbildung in den Jahren 1982 bis 1987. Die Gestalttherapie gehört gemeinsam mit anderen psychotherapeutischen Ansätzen, wie z. B. dem Psychodrama oder der Gesprächspsychotherapie, zu den Methoden der Humanistischen Psychologie. Ausgehend von einem Menschenbild, welches nicht von einer Expertenposition auf den psychisch kranken oder „funktionsuntüchtigen“ Patienten blickt, wollen diese Ansätze auf einer Basis von Gleichberechtigung und authentischer menschlicher Begegnung heilend wirken. Das Ziel, den therapeutischen Prozess so zu gestalten, dass er Eigenverantwortung und Selbsthilfekräfte der Klienten stärkt, hat mich deshalb stets geleitet und ist auch Anliegen dieses Buches.

Weil ich noch mehr Fröhlichkeit und spielerische Elemente in meine Gruppen- und Einzelarbeit einbeziehen wollte, absolvierte ich von 1989 bis 1992 eine Psychodrama-Ausbildung. Bei dieser Methode handelt der Therapeut ähnlich wie ein Regisseur, der dem Protagonisten hilft, seine Lebensthemen und inneren Konflikte auf der „Psychodramabühne“ zu inszenieren. Die anderen Gruppenmitglieder sind die Schauspieler, die in der Funktion eines „Hilfs-Ichs“ entsprechende Rollen übernehmen. Jacob Levy Moreno, der Begründer des Psychodramas, entwickelte seine Methode in den 1920er Jahren aus der Beobachtung kindlichen Rollenspiels (Moreno 2007). Dieses erschafft durch spontanes und kreatives Ausagieren von Alltagssituationen (z. B. Mutter und Kind) oder Phantasiegeschichten (z. B. Räuber und Gendarm) eine Zunahme sozialer und persönlicher Kompetenz. So wie Kinder mit Freude und spielerischer Leichtigkeit immer wieder neue Rollen erproben und dadurch ihr Handlungsspektrum erweitern, ermöglicht auch das Psychodrama, die Bearbeitung von Problemen mit Experimentier- und Lebensfreude zu verbinden.

Im Verlaufe der 1990er Jahre geriet ich in den Besitz einer größeren Anzahl von Miniatur-Tieren der Firma Schleich (wahrscheinlich aus dem Fundus meiner Kinder), die ich innerhalb meiner therapeutischen Arbeit zu unterschiedlichen Zwecken einzusetzen begann. Manchmal bat ich die Teilnehmer einer Gruppe sich zu Anfang einer Sitzung ein Tierchen auszusuchen, das ihre Stimmungslage verkörperte. Ein anderes Mal sollte jemand, der sich entmutigt fühlte, ein Tier wählen, das ihm tröstliche oder stärkende Impulse geben konnte und sich vorstellen, dass dessen Kraft auf ihn überginge. In der Einzeltherapie ließ ich Klienten ihre Ursprungsfamilie anhand der Tiere zusammenstellen und bekam so auf spielerische Art und Weise einen Eindruck dessen, wie sich die Person früher mit Eltern und Geschwistern gefühlt haben mochte. Motiviert von der Begeisterung, die mir in der Gruppen- und Einzelarbeit regelmäßig beim Einsatz der Miniaturtiere begegnete, ging ich in Spielzeuggeschäften immer wieder auf die Suche nach neuen Exemplaren zur Ergänzung meiner Sammlung und kam im Laufe der Zeit auf über 130 verschiedene Tiere.

Ein entscheidender Schritt in der Entstehungsgeschichte dieses Buches ergab sich im Jahr 2004 im Rahmen meiner Tätigkeit als Supervisorin für Beraterinnen des Kinder- und Jugendtelefons des Deutschen Kinderschutzbundes. Für die aus ehrenamtlichen Mitarbeiterinnen unterschiedlicher beruflicher Herkunft bestehende Gruppe sollte ich ein Tagesseminar anbieten. Als Themenwunsch kam auf, etwas über den kommunikationspsychologischen Ansatz des „Inneren Teams“ zu erfahren. Dieser Begriff wurde 1998 von Friedemann Schulz von Thun geprägt und bezeichnet eine Technik, mit der man eigene Persönlichkeitsanteile, die sich als innere Stimmen bemerkbar machen, identifizieren und miteinander in Austausch bringen kann. Ausgehend von dem Ziel, Kommunikation so zu gestalten, dass sie sowohl in Übereinstimmung mit sich selbst als auch mit den Erfordernissen der Situation erfolgt, entwickelt der Autor den Gedanken einer „inneren Mannschaftsaufstellung“, die sich in verschiedenen Lebenssituationen gleichzeitig und häufig widerstreitend zu Wort meldet (Schulz von Thun 2007).

Die Grundidee, die innerpsychischen gedanklichen und emotionalen Strebungen zu einem kooperationsfähigen Team zu integrieren, war beeindruckend. Schwierig allerdings erschien mir der Schritt, diese Persönlichkeitsanteile einzelnen inneren Figuren zuzuordnen; denn dieser war ja Voraussetzung, um hinterher Einigkeit erzielen zu können. Schulz von Thun empfahl dafür das Hinzuziehen eines professionellen „Klärungshelfers". In dieser Form empfand ich das dargestellte Konzept als zu wenig praktikabel zum Einsatz für meine Zielgruppe von ehrenamtlich tätigen Laien. Diese brauchten eine Methode, die sie in Selbstanwendung nutzen konnten, um sich in effektiver Weise selbst zu regulieren und die teilweise extrem belastenden Telefonate besser seelisch verarbeiten zu können.

Das Modell erinnerte mich an eine auf Virginia Satir zurückgehende Psychodrama-Technik, die ich bereits einmal in der Supervisionsgruppe vorgestellt hatte. Sie nennt sich „Sechs Figuren für eine Persönlichkeit" (Leveton 2004). Die Gruppenmitglieder erhalten die Aufforderung, sechs Gestalten (drei männliche und drei weibliche) aus Märchen, Literatur, Film oder auch dem realen Leben zu benennen, von denen sie sich im Laufe des Lebens (je früher, desto besser) beeindruckt gefühlt haben. Wer seine „sechs Figuren für eine Persönlichkeit" näher kennen lernen möchte, verteilt die Rollen auf sechs Gruppenmitglieder, die die Aufgabe erhalten, eine Stehparty zu improvisieren. Um diese Aufgabe zu erleichtern – denn manchmal ist dem Spieler die Figur, die er darstellen soll, gar nicht bekannt – muss der Protagonist jede Rolle mit drei Eigenschaften charakterisieren.

Immer wenn ich diese Übung in einer Gruppe erstmalig vorstellte, erntete ich zunächst beklommene Blicke, weil sich jeder davor fürchtete, als Winnetou, Schneewittchen oder Pippi Langstrumpf an einer spontanen Stehparty teilzunehmen. Spätestens nach dem ersten Durchlauf und dem Erleben der oft lustigen, manchmal bizarren Dynamik des Miteinanders von sechs meist völlig verschiedenen Gestalten, sprang der Funke auf die „Schauspieler" über. Für den Protagonisten ergaben sich durch Zuschauen und anschließende Befragung der Rolleninhaber wichtige Informationen über das Zusammenspiel der eigenen Persönlichkeitsanteile und Impulse für zukünftiges Handeln. Leitende Fragen bei der Auswertung der Stehparty waren z. B.: Wer dominiert wen? Wer wird zu wenig gewürdigt? Wer hat welche besonderen Fähigkeiten? Wer ist traurig und braucht Unterstützung? Wer bildet mit wem eine Koalition?

An diese spannende und lehrreiche Übung erinnerte ich mich bei der Vorbereitung des Seminars zum Inneren Team. Waren es hier sechs Märchen- oder Romanfiguren, die als Stellvertreter für innere Anteile miteinander interagierten, so müsste es genauso möglich sein, Tiere als symbolische Vertreter für ein Inneres Team zu wählen, um damit die Grundgedanken Schulz von Thuns zu demonstrieren. Kurzerhand probierte ich das Experiment selbst aus. Ich suchte aus meinen Tieren sechs Exemplare heraus, die mich ansprachen und von denen ich deshalb annahm, dass sie wichtige Seiten von mir symbolisierten:

- einen Schwan,
- ein Nashorn,
- eine Giraffe,
- eine Eule,
- einen Affen,
- einen kleinen, etwas hilflos wirkenden Bären.

Im nächsten Schritt war zu überlegen, welche meiner Eigenschaften ich mit den Tieren in Verbindung bringen konnte. Das war nicht ganz so schmeichelhaft für mich. In dem Schwan erkannte ich meine eitle Seite wieder, im Nashorn meine Wut, die manchmal auch vernichtend sein kann, in der Giraffe meine vernünftige Umsicht und Weitsicht, in der Eule meine weise Therapeutenseele. Der Affe stand für meine alberne Seite, die manchmal auch gehässig ist und sich über andere lustig machen möchte. Und der kleine hilflose Bär verkörperte meine kindlichen und schutzbedürftigen Anteile.

Ich war begeistert, wie leicht sich eine Mannschaft zusammenstellen ließ, und probierte spontan Möglichkeiten aus, die Tiere miteinander ins Gespräch kommen zu lassen. Ich stellte in Gedanken eine Frage, die mich zu diesem Zeitpunkt belastete, und versuchte, herauszufinden, wer sich zuerst mit einer Antwort meldete. Das geschah auch prompt. Ich hatte eine klare Vorstellung, wer als erstes etwas sagen würde. Da ich allein im Zimmer war, sprach ich diese Sätze auch leise aus. Dann fragte ich: „Wer meldet sich als nächstes zu Wort?“ Recht schnell ergab sich ein lebendiger Dialog innerhalb der Tiergruppe, indem ich mit verteilten Rollen sprach. Es wurde deutlich, dass die Tiere in Bezug auf die mich belastende Ausgangsfrage miteinander zerstritten waren.

Ähnlich wie von Schulz von Thun beschrieben, waren mir während dieses Dialogs nicht alle Mitglieder meines inneren Teams gleichermaßen sympathisch. Manche hätte ich am liebsten versteckt, weil sie mir peinlich waren. Insbesondere mein hilfloses Bärenkind wollte ich auch gar nicht so gerne mitreden lassen. Die sozialpsychologische Erkenntnis, eine Wandergruppe ist immer nur so schnell wie ihr langsamstes oder schwächstes Mitglied, kam mir in den Sinn. Mein schwächstes Mitglied war wohl dieses Bärenkind, das vor allem vom Schwan und von der Giraffe verachtet wurde und sich deshalb auch für sich selbst schämte. Diesen beiden war es überaus peinlich, einen solch hilflosen Anteil mit sich herumschleppen zu müssen, und sie hätten ihn wohl am liebsten ganz versteckt. Das Nashorn und der eher unangepasste Affe solidarisierten sich jedoch mit dem Bärenkind. Die Eule verhielt sich neutral.

Ich erkannte in meinen Tieren auch meine Eltern wieder. Das wilde Nashorn und der eher unangepasste Affe standen für meinen Vater. Die umsichtige Giraffe und der Schwan, der sein Gesicht nicht verlieren darf, standen für meine Mutter. In dem Bärenkind traten meine Kindheitsängste zutage, und die Eule war der Anteil, den ich mir im Laufe meines Lebens zur Heilung für mich selbst und andere angeeignet hatte. Die Art des Umgangs in meiner Ursprungsfamilie spielte sich ebenfalls in meinem Inneren Team ab: Mein jähzorniger, unangepasster Vater, der sich in der Öffentlichkeit leicht mal daneben benahm und deshalb von meiner klugen und sehr vernünftigen Mutter zeitlebens kritisiert und im Geheimen verachtet wurde. Ebenso ging ich mit mir selbst um. Auch ich verachtete mich für meine unangepassten Persönlichkeitsanteile und behielt trotzdem immer so einen „inneren Rocker" in mir, der mir zwar in der Not beistand, der aber auch manchmal zum Vorschein kommen konnte, wenn weder ich noch irgend jemand anderes damit rechnete.

Dieses für mich persönlich sehr erfolgreiche Experiment ermutigte mich, an dem Seminartag mit den Telefonberaterinnen das Kommunikationsmodell des Inneren Teams wirklich anhand meiner Tiere zu verdeutlichen. Ich berichtete den Frauen zunächst von den Grundgedanken, die Friedemann Schulz von Thun in seinem Buch zusammengetragen hat:

- dass jeder von uns einen mehr oder weniger ungeordneten Haufen innerer Stimmen in sich trage, die je nach Situation widerstreitend durcheinander redeten und erst zu einem funktionstüchtigen Inneren Team heranwachsen müssten;
- dass die Mitglieder dieser inneren Versammlung unterschiedliche Aufgaben, Rollen und Positionen hätten, z.B. manche die Außenvertreter seien, die man besonders gern in der Öffentlichkeit präsentiere, manche dagegen nie nach außen dringen dürften;
- dass die Kräfteverhältnisse in dieser Mannschaft (wie in jeder sozialen Gemeinschaft) oft ungleich verteilt wären und manche mehr, andere weniger und einzelne eher gar nichts zu sagen bzw. zu bestimmen hätten;
- dass es unterschiedliche Formen der Verbannung gäbe, unter der die ungeliebten Anteile zu leiden hätten (von „So bin ich, aber das zeig ich nicht jedem“ oder „So bin ich, aber dafür schäme ich mich“ zu „So bin ich gar nicht“) und dass verbannte, missachtete Mitglieder als Untergrundkämpfer z.B. in Form von körperlicher oder seelischer Krankheit wieder in Erscheinung treten könnten und sich damit an dem restlichen Team rächten;
- dass man selber der Teamchef sei, der dafür Sorge zu tragen hätte, dass alle im Team gewürdigt und gewertschätzt würden und Gerechtigkeit untereinander herrschte;
- dass sich die eigenen Kräfte multiplizierten, wenn alle zusammenhalten und kooperieren würden und dass sie sich bei einem bloßen Nebeneinander lediglich addierten und bei einem Gegeneinander sogar subtrahieren würden.

Nach meinem ca. einstündigen Vortrag kam von den Zuhörerinnen genau die Frage, die ich mir vorher auch schon gestellt hatte: „Wie sollen wir denn herausfinden, wer zu unserem Inneren Team gehört?“ Ich berichtete, dass Schulz von Thun seine Methode entwickelt hatte als Technik des Krisenmanagements. In seinem Buch schlug er vor, sich in einer Konfliktsituation die widerstreitenden inneren Stimmen als konkrete Personen vorzustellen, die sich durch ganz bestimmte Eigenschaften charakterisieren und entsprechend benennen ließen. Den einzelnen Stimmen sollte dann Raum gegeben werden, indem man sie z.B. auf verschiedene Stühle verteilte, auf die man sich setzen konnte, um dann aus dieser Position heraus seine Meinung zu vertreten. Und wieder kam der Kommentar: „Aber das nützt uns doch nichts in einer schwierigen Situation am Telefon. Da haben wir doch gar keine Zeit, verschiedene innere Stimmen auf Stühle zu verteilen."

Mit dem Versprechen, dass wir gleich gemeinsam eine Lösung für diese Frage ausprobieren würden, entließ ich die Teilnehmerinnen in die Kaffeepause und kippte in der Zwischenzeit meine über 130 Tiere auf einen Tisch. Dann empfing ich die Frauen mit der Aufgabe, jede möge aus dieser großen Zahl eines bestimmen, von dem sie sich besonders angesprochen fühle, mit dem sie sich vielleicht sogar identifizieren könne. Anschließend machten wir eine Runde, in der jede Frau berichtete, welche Beweggründe zu ihrer Wahl beigetragen hatten. Bei dieser Runde gab es bereits viele, die sagten, es wäre ihnen so schwer gefallen, sich für *ein* Tier zu entscheiden. Manche hatten sich einfach gleich zwei oder sogar drei herausgesucht und wollten unbedingt zu allen Dreien etwas berichten, weil sie sich in dem einen Tier zu wenig abgebildet sahen. So gelangte ich genau an den Punkt, den ich hatte erreichen wollen: Ich teilte den Frauen mit, dass wir nun aus dieser Not eine Tugend machen würden. Jede Frau sei aufgefordert, nicht nur *ein* Tier für sich zu wählen sondern sogar insgesamt sechs, von denen sie sich in irgendeiner Form beeindruckt fühlte bzw. in denen sie eigene Persönlichkeitsanteile entdecken konnte.

Nachdem dieser Prozess abgeschlossen war, wählten wir eine Freiwillige (die sich als erste gemeldet hatte) aus, deren Inneres Team ich vor allen Anwesenden demonstrieren wollte. Bei dieser Demonstration ging ich so vor, wie ich es auch bei mir selbst als günstig herausgefunden hatte. Ich setzte die sechs Tiere in einen Kreis und sagte: „Das ist deine innere Mannschaft; alle sechs Tiere haben etwas mit dir zu tun. Deshalb berichte bitte zunächst einmal, durch welche Eigenschaften du sie charakterisiert siehst. Gehe in der Reihenfolge vor, in der dir spontan etwas zu den Tieren einfällt." Anschließend fragte ich jedes Mal: „Und was von dir selbst verbindest du mit diesem Tier?" In dieser Situation ging es zunächst darum, den Frauen die allgemeine Dynamik des Inneren Teams zu verdeutlichen. Also stellte ich weitere Fragen, die auch die Zuschauerinnen anregten, sich mit ihrem eigenen Inneren Team auseinander zu setzen.

- Wen zeigst du gerne in der Öffentlichkeit?
- Wen magst du nicht so gerne?
- Wer ist dir jetzt im Moment besonders nahe?
- Wen brauchst du für die Gruppenarbeit in diesem Seminar?
- Wer nützt dir für die Beratung am Kinder- und Jugendtelefon?
- Wer fühlt sich unwohl, wenn es dort schwierig wird?
- Wer muss beschützt werden?
- Wer kann beschützen?

Es ergaben sich so viele weiter reichende Aspekte, dass der Rahmen des Seminars gesprengt worden wäre, wenn wir allen Einzelfragen nachgegangen wären. Da dafür an diesem Tag keine Gelegenheit mehr war, vereinbarten die Teilnehmerinnen, sich in Viergruppen zusammen zu tun, um in den folgenden Wochen für jeweils zwei bis drei Stunden zu einer Extra-Sitzung in meine Praxis zu kommen. Das Ziel bestand darin, das eigene Innere Team so gut kennen zu lernen, dass man in der Lage war, in belastenden Situationen die eigenen verletzlichen Anteile zu schützen – also nicht erst aus der Not heraus eine Analyse widerstreitender innerer Stimmen vorzunehmen, sondern gleich schon mit mehr innerer Einigkeit, in eine Situation hineingehen zu können. Aus einer Metapher zur Verdeutlichung des Ansatzes von Schulz von Thun war die Idee des „Inneren Teams mit Tieren“ als eigenständige therapeutische Technik entstanden.

2 Wie es weiterging: Ein erstes Anwendungsbeispiel

Nach der Durchführung des Seminars begann ich, diese Technik auch im Rahmen meiner Einzeltherapien einzusetzen. Beispielhaft sei die Arbeit mit einer meiner Klientinnen geschildert. Doris: Mitte 40, verheiratet, Mutter von zwei Kindern, abgeschlossenes Hochschulstudium und mehrjährige berufliche Tätigkeit in diesem Bereich, mit der zierlichen, sportlichen Figur und der Ausstrahlung einer sehr viel jüngeren Frau, attraktiv, lebendig, vielseitig interessiert – und gleichwohl mit starken Minderwertigkeitsgefühlen belastet, die es ihr schwermachten, nach einer mehrjährigen Phase des reinen Mutterdaseins einen beruflichen Wiedereinstieg zu wagen, wodurch ihre Selbstzweifel sich noch verstärkten.

Ich hatte schon eine Zeit lang mit Doris gearbeitet. Jedes Mal, wenn ich versuchte, ihr meinen eigenen Eindruck ihrer Ausstrahlung und ihres wahrgenommenen Potenzials zu spiegeln, um ihr dadurch eine andere Sichtweise als die extrem negative, die sie von sich hatte, zu vermitteln, beharrte sie um so hartnäckiger darauf, dass sie in Wirklichkeit gar nichts tauge und dass ich sie eben nicht genug kennen würde, wenn ich so etwas behauptete. Hier bei mir würde es ja um nichts gehen, da könnte sie ja ganz entspannt sein, aber wenn sie irgendwo etwas beweisen müsse, wäre sie eben der totale Versager. Und bei den Jobs, die sie gemäß ihrer Ausbildung machen könnte und auch gern machen würde, müsste man z. B. auch mal einen Vortrag halten, und das wäre die totale Katastrophe. Es wäre ihr unerträglich, sich derart zu blamieren, genauso wäre es ihr unerträglich, irgendeine einfache Arbeit anzunehmen, die eigentlich nach ihrer Ausbildung unter ihrem Niveau wäre. Auch dafür würde sie sich zu sehr schämen. Sie wüsste schließlich, wovon sie spreche, denn in ihrer damaligen Berufstätigkeit habe sie auch vor lauter Ängsten Bluthochdruck gekriegt, und sie habe sich ständig gefürchtet, den Ansprüchen nicht zu genügen.

Doris war aufgrund ihrer Versagensängste immer besonders fleißig und engagiert gewesen und hatte deshalb sowohl ihr Studium als auch die Berufstätigkeit erfolgreich gemeistert. Doch meine Hinweise auf diese Sachverhalte reizten nur noch mehr ihren Widerspruchsgeist. Oftmals war ich über diese Kluft zwischen Selbst- und Fremdwahrnehmung erstaunt, erschüttert, manchmal auch belustigt. Wir hatten in Doris' Kindheitsgeschichte bereits Ursachen für die Versagensängste gefunden: Sie war ein ausgelassenes, unternehmungslustiges, fast wildes Kind gewesen, das die Mutter, die wenig Zeit hatte, sich ihr zu widmen, nur dadurch zu regieren vermochte, indem sie davor warnte, dass etwas Schlimmes geschehen würde oder dass die Jungfrau Maria schon strafen würde, wenn Doris nicht vorsichtiger wäre. Bei Schuleintritt wirkte sich eine Legasthenie, die jedoch nicht als solche erkannt wurde, behindernd aus. Doris galt bei ihren Eltern als dumm, was sie aber akzeptierten, da sie ja ein Mädchen war. Sie konzentrierten sich stattdessen mit Schlägen und extremem Druck auf die schulische Laufbahn der beiden älteren Brüder, die allerdings auch keine besseren Leistungen zu erbringen vermochten (vielleicht aufgrund einer ähnlichen Beeinträchtigung). Doris litt, da sie die Jüngste war, schon als Kleinkind unter der Gewalt, die ihren Brüdern im Zusammenhang mit mangelnder Leistung angetan wurde, aber auch darunter, dass sie, die an Schule und geistiger Anregung sehr interessiert war, nicht bessere Noten erzielen konnte. Die Schule sei ihr aufgrund der vielen Konflikte, denen sie im Elternhaus habe beiwohnen müssen, der liebste Aufenthaltsort gewesen. Dennoch habe sie – von den Eltern schulisch in keiner Weise begleitet und gefördert – mit einem Hauptschulabschluss abgehen und eine Lehre beginnen müssen. Aus eigener Kraft und als einzige aus ihrer Familie schaffte sie es trotzdem, nach Abschluss der Lehre auf einer Abendschule das Abitur und anschließend ein Studium zu absolvieren.

Versagensängste und Selbstzweifel begleiteten Doris von Beginn der Schulzeit an und durch das Erleben des Leids ihrer Brüder vielleicht auch schon früher. Trotz aller Erfolge etablierte sich im Inneren die Überzeugung, nicht in der Lage und nicht wert zu sein, auf geistigem Gebiet mit anderen konkurrieren zu können. Gleichzeitig existierten aber auch ein ausgeprägter Wissenshunger und ein starker Drang, sich über geistige Tätigkeit innerlich zu stabilisieren, z. B. über das Lesen von Fachbüchern Ausgleich zu finden zu den Herausforderungen des Alltagslebens. All diese Erkenntnisse hatten wir in der therapeutischen

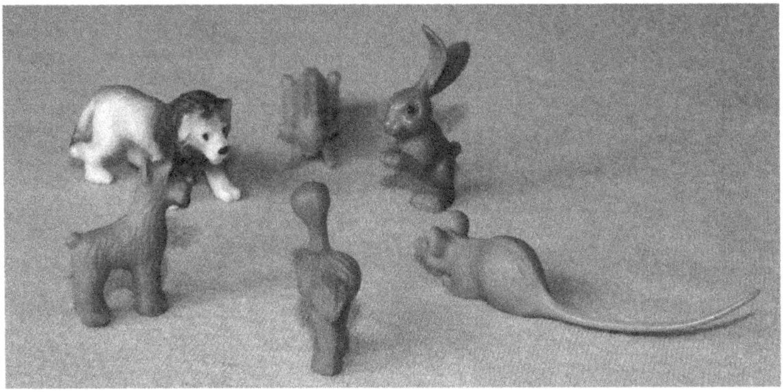

Abb. 1: *Das Innere Team mit Tieren von Doris*

Arbeit gemeinsam gewonnen, hatten versucht, in kleinen Schritten ein Umlernen und Umdefinieren anzuregen – doch wie ein innerer Expander schnappte etwas in Doris' Innerem immer wieder in die Ausgangslage zurück. War auf einem Gebiet eine Lockerung der Ich-Strenge und Versagensangst möglich (z.B. sich mit möglichen Stellenangeboten zu beschäftigen), wurde dieses Ziel, sobald es erreicht war, als unwichtig abgetan und dafür eine neue Etappe als unerreichbar auserkoren.

Ich entschied mich, angesichts dieser Ausweglosigkeit, Doris die Arbeit mit den inneren Tieren anzubieten. Auch später stellte ich immer wieder fest, dass die Technik gerade in therapeutischen Situationen, die verfahren erscheinen, überaus wertvolle Impulse schenkt. Ich ging genauso vor, wie ich es bei mir selbst ausprobiert hatte. Ich kippte alle Tierchen auf ein Tablett und forderte dazu auf, diejenigen sechs auszuwählen, die Doris ansprachen oder mit denen sie innerlich etwas verband.

Doris fiel es leicht, sechs Tiere für sich zu wählen: ein kleiner Hund, ein Löwe, ein grüner Grashüpfer, ein kleiner rosa Flamingo, ein auf den Hinterläufen stehender Hase, eine Maus.

Nachdem dieser Akt vollzogen war, stellte ich die gewählten Tiere im Kreis auf und sagte: „Stell dir vor, das ist dein Inneres Team, deine innere Mannschaft, die ständig in dir vorhanden ist. Jedes Tier steht für eine besondere Seite von dir, für Stärken oder Schwächen. Erzähl mir, was du mit jedem einzelnen verbindest." Doris berichtete:

- der kleine Hund sei kontaktfreudig, neugierig, laufe Schwanz wedelnd zu jedem hin;
- der Löwe sei sehr stark, aber auch etwas träge und interessiere sich nur für die wirklich wichtigen Dinge, für die er sich dann aber auch kraftvoll und mächtig einsetzen könne,;
- der Grashüpfer interessiere sich für Reisen in ferne Länder (Doris hatte Völkerkunde studiert) und wolle mit dem langweiligen Mutteralltag nichts zu tun haben; er sei sehr abenteuerlustig und es könne ihm nie genug los sein;
- der Hase sei sehr wissbegierig; er beschäftige sich gerne auch mit schwierigen Fachfragen und wolle eigentlich nur in Ruhe irgendwo etwas lesen können;
- die Maus sei vorsichtig und ängstlich; am liebsten verkrieche sie sich in ihrem Mauseloch und beobachte von dort aus ganz genau, was draußen vor sich gehe;
- der rosa Vogel sei besorgt und ängstlich, flattere aufgeregt bei jeder kleinen Beunruhigung mit den Flügeln und schaue auch beunruhigt zu dem Grashüpfer hin, was der vielleicht für schreckliche Unternehmungen planen könnte, die ins Verderben führen könnten (Doris litt unter extremer Flugangst); auch müsse dieser Vogel immer ganz genau auf die beiden Kinder achten, damit denen nichts zustieße (die kleine Tochter war ein genauso wildes kleines Mädchen, wie Doris selbst früher gewesen war, und der ältere Sohn war in seinem jungen Leben schon zweimal sehr schwer erkrankt gewesen).

Nun erklärte ich in Anlehnung an Schulz von Thun folgendes: „Das also ist dein inneres Team, du bist die Teamchefin. Und so wie es auch im Job ist, kann der Chef nicht alle Mitarbeiter immer gleich gut leiden. Manche sind besonders fleißig und geben sich Mühe, manche stören nur, sind ständig krank oder aufsässig. Du als Teamchefin kannst aber keinen entlassen oder einfach ignorieren. Wenn du das versuchst, beginnt er erst recht, ein nicht zu kontrollierendes Eigenleben zu führen, wird rebellisch oder schwächt durch Krankheitsausfall die gesamte Mannschaft. Deshalb ist es sinnvoll, dass du als Chefin jeden einzelnen gut kennenlernst, hörst, was er zu sagen hat, und ihm je nach seinen Fähigkeiten und Möglichkeiten einen Platz gibst, an dem er sich gesehen und gewürdigt fühlen kann. Wenn deine Mannschaft Einigkeit hat, zusammenhält und sich gegenseitig beisteht, werden sich deine Kräfte insgesamt potenzieren, wenn jeder allein nur vor sich hinwurschtelt, lediglich addieren, und wenn sie gegeneinander kämpfen, sogar subtrahieren". (Hier veränderte ich Schulz von Thuns Terminologie, der nur von ‚multiplizieren' sprach. ‚Potenzieren' beinhaltete für mich eher die Assoziation von ‚Potenzial erweitern'.) „Deshalb lass uns einmal zusammen herausfinden, wie die Mitglieder deiner Mannschaft zueinander stehen und wie sich jeder in der Gemeinschaft mit den anderen fühlt. Wer meldet sich als erstes zu Wort?"

Zuvor hatte der leicht zu beunruhigende rosa Vogel bereits seine Bedenken gegenüber dem abenteuerlustigen Grashüpfer geäußert, und auch jetzt war er es wieder, der sich zuerst zu Wort meldete. Doris berichtete, dass der Vogel sich insgesamt in diesem Team etwas unwohl fühle. Denn nicht nur der Grashüpfer sei ein unangenehmer und nerviger Geselle, der sich für die Pflichten des Alltags kein bisschen interessiere, sondern der Hase, der immer nur in Ruhe lesen wolle, der Löwe, der meistens träge und gelangweilt schaue, die Maus, die nur ängstlich in ihrem Mauseloch hocke, und der ziemlich dümmliche Hund, der Schwanz wedelnd auf jeden zu renne, wären auch eine Belastung. Er sei hier der einzige, der all die Probleme rings herum sehen würde, während die anderen sich um gar nichts kümmerten, und da sei es ja kein Wunder, dass er sich immerzu so viele Sorgen machen müsse und beunruhigt sei.

Auf mein Nachfragen, wer sich nun als nächstes meldete, wollten mehrere durcheinander sprechen. Der kraftvolle Löwe setzte sich durch, um sein Missfallen gegenüber diesem hektischen und übertrieben besorgten Vogel zum Ausdruck zu bringen, von dem er sich meistens unnötig gestört und belästigt fühlte. Aber auch der Hase und der Grashüpfer empfanden den Vogel als Hemmschuh bei der Verwirklichung ihrer Interessen und wären ihn am liebsten los geworden. Der Hund verstand überhaupt nicht, worum es hier ging und legte ob solcher Zankerei schon mal vorsichtshalber die Ohren an, während die kleine Maus aus ihrem Mauseloch das Geschehen aufmerksam verfolgte. Auf mein Nachfragen äußerte diese, dass sie jeden hier verstehen könne, dass ihr aber der Vogel wirklich leid tue, weil ihm keiner der anderen bei der Lebensbewältigung beistünde. Nach und nach zeigte sich, dass sich jeder im Team unwohl und in seiner Entfaltung behindert fühlte:

Der Löwe langweilte sich, fühlte sich unterfordert im ausschließlichen Mutter-Dasein und wartete darauf, endlich einmal „echte" Aufgaben erfüllen zu können.

Der Hase wollte sich mit wissenschaftlichen Fragestellungen beschäftigen und nicht mit Kochrezepten oder gesundheitlichen Problemen der Kinder.

Der reiselustige Grashüpfer beklagte, dass er schon seit Jahren zur Untätigkeit gezwungen sei, weil sich der rosa Vogel ständig fürchtete. (Doris, die als junge Frau viele Fernreisen gemacht hatte, hatte seit einem über 15 Jahre zurück liegenden extrem unruhigen und über Stunden andauernden Amerika-Flug, den sie völlig sorglos angetreten hatte, eine so starke Flugangst entwickelt, dass sie kein Flugzeug mehr betreten konnte.)

Löwe, Hase und Grashüpfer empfanden jeweils eine große Distanziertheit zu allen übrigen Teamkollegen. Darüber hinaus verachteten sie den hektischen Vogel, die schüchterne, graue Maus und den etwas naiven kleinen Hund.

Der Hund war in seiner fröhlichen Unbeschwertheit auch mehr an netten Kontakten draußen als an den Problemen mit der inneren Mannschaft interessiert. Jede Ablenkung war ihm willkommen.

Die kleine Maus hatte noch den stärksten Gemeinschaftssinn, da sie aber von keinem der anderen ernst genommen wurde, fühlte auch sie sich unwohl. Eigentlich konnten sich die Tiere in diesem Team nicht leiden.

Die Therapiestunde näherte sich ihrem Ende, und es war wichtig, einen guten vorläufigen Abschluss zu finden, der Doris eine konstruktive Anregung zur weiteren Auseinandersetzung mit dem Thema gab. Ich erläuterte den sozialpsychologischen Grundsatz, dass jede Wandergruppe nur so schnell sei wie ihr schwächstes oder verletzlichstes Mitglied. Während Löwe, Hase und Grashüpfer selbstgerecht auf ihren eigenen Interessen beharrten, der Hund ständig auf der Suche nach netter Ablenkung war, und die zartfühlende Maus sich in ihr Mauseloch zurück ziehen konnte, blieb der Vogel ungeschützt seinen Angstgefühlen ausgeliefert. Diese Gefühle waren nach meinem Dafürhalten bereits in frühester Kindheit durch Ängste und Drohungen der Mutter (die Jungfrau Maria werde strafen oder es werde etwas Schreckliches passieren, wenn man zu sorglos sei) sowie das hilflose Miterleben-Müssen der elterlichen Gewalt gegenüber den Brüdern begründet. So lange der Leidensdruck dieses Persönlichkeitsanteils keine Linderung erfuhr, würde er – in der Sorge, gestraft zu werden, weil er nicht gut genug aufgepasst hatte – weiter jeden Fortschritt blockieren. Erst wenn alle im Team zusammenhielten, könnte Doris ihr wahres Potenzial entfalten.

Ich stellte deshalb dem ängstlichen Vogel zum Abschluss die Frage, zu wem aus der Mannschaft er noch das größte Vertrauen habe, um sich vielleicht ein wenig näher zu diesem Tier zu stellen und etwas verschnaufen zu können. Wie voraus zu sehen, wählte der Vogel die kleine Maus, die auch schon vorher Mitgefühl gezeigt hatte. Er war allerdings skeptisch, da diese selbst sehr schwach war und den Schutz ihres Versteckes brauchte. Ich richtete an den Vogel folgende unterstützende Sätze: „Die Maus mag zart und klein sein, aber gleichwohl besonders klug. Aus ihrem Mauseloch kann sie mit dir zusammen die Begebenheiten des Alltags anschauen und prüfen. Du kannst dich dann mit ihr besprechen, ob Gefahr droht und was zu tun ist. Vielleicht ist sie nicht so aufgeregt wie du und kann deshalb mehr wahrnehmen, erspüren und erkennen. Vielleicht ist sie so etwas wie deine Intuition und könnte dir deshalb eine sehr gute Freundin sein." Der Vogel war verblüfft über diese neuen, ungeahnten Möglichkeiten und gesellte sich im Kreis dichter neben die Maus, die ihn ihrerseits einlud, näher zu kommen und sich auch freute, nicht mehr ganz so allein zu sein.

Zur nächsten Stunde bereits hatte Doris sich „ihre" Tiere im Spielzeuggeschäft besorgt, um auch zuhause mit ihnen „Kontakt aufnehmen zu können". Da die Miniaturtiere nicht mehr produziert wurden, hatte Doris die größere, dafür naturgetreuere Variante gewählt. Der rosa Vogel war jetzt ein kleiner Vogel Strauß, der Hund ein weißer West Highland Terrier, der Grashüpfer eine Heuschrecke, der Hase war leider nicht mehr aufrecht stehend, in alle Richtungen nach neuem Wissen Ausschau haltend, sondern ein ganz normaler sitzender Feldhase, der Löwe dafür sehr viel imposanter, und die Maus war nicht mehr grau, sondern weiß. Diese möglichen Abwandlungen bestätigten meine Vermutung, dass die Arbeit mit dem „Inneren Team mit Tieren" nicht an eine Darstellungsform gebunden war (wir hätten auch Holzfiguren oder sogar aufstellbare Fotos der Tiere nutzen können). Wichtig waren lediglich Transformation und

Veranschaulichung innerer Kräfte oder Persönlichkeitsanteile in das Medium der Tierwelt sowie die Begreifbarkeit (im wahrsten Sinne des Wortes) in Form des Aufstellens und Ordnens der inneren Anteile.

Doris berichtete, dass der Vogel und die Maus in der vergangenen Woche weiter Freundschaft geschlossen hätten, was erheblich zu beider Wohlgefühl beigetragen habe. Gerne würde sie nun an einem auswärtigen Fortbildungswochenende der Volkshochschule teilnehmen, sei sich jedoch unsicher, wie sie damit umgehen solle, wenn sie dort Migräne bekäme oder sich in der Gruppe sehr unwohl fühlte oder mit dem angebotenen Stoff nicht zurechtkäme. Ich schlug vor, noch einmal eine Konferenz der inneren Tiere abzuhalten. Es wurde deutlich, dass sich der Vogel – selbst mit der Maus an seiner Seite – nicht stark und mutig genug für eine solche Unternehmung fühlte. Der Hund, der Hase und die Heuschrecke waren dagegen hoch motiviert, endlich einmal etwas anderes zu erleben als nur langweiligen Mutteralltag. Dem Löwen war diese Unternehmung allerdings zu nichtssagend, um sich dafür zu engagieren. Innerlich entstand so etwas wie ein Patt zwischen zwei Fronten, das ich in der Anordnung der Tiere zum Ausdruck zu bringen versuchte. Auf der einen Seite standen Hund, Hase und Heuschrecke geeint nebeneinander und auf der anderen Seite gab es den Vogel und die Maus, aber auch den Löwen, die, wenn auch aus unterschiedlichen Gründen, nicht an dem Seminar teilnehmen wollten.

Ich fragte Doris in ihrer Funktion als „Teamchefin“, ob sie eine Idee habe, wie dieses Patt aufzulösen sei. Beim Nachdenken darüber realisierten wir plötzlich, dass nicht nur Doris und ich sondern auch fünf Tiere in ihrem Team gebannt auf den Löwen schauten. Es wurde klar, dass er hier das „Zünglein an der Waage“ war. Ich fragte Doris: „Was erwartest du als Teamchefin von dem Löwen?“ „Dass er mitgeht und, wenn es ihn schon nicht interessiert, wenigstens dem Vogel beisteht, wenn dieser in Not gerät.“ Solchermaßen in die Pflicht genommen, reagierte der Löwe zunächst einmal unwirsch. Ich schlug deshalb vor, dass der Vogel, als schwächstes Mitglied im Kreis sich selbst an den Löwen wendete, um diesen um seine Unterstützung zu bitten. Wir setzten also den Vogel direkt vor den Löwen und ließen ihn für sich selbst sprechen: „Ich würde auch gerne mit zu dem Wochenende fahren und mich mal was trauen, aber nur mit der

Maus an meiner Seite schaffe ich das nicht. Ich weiß ja nicht, was die anderen drei da drüben dann dort gleich veranstalten und was sonst noch alles ist. Könntest du nicht wenigstens dieses eine Mal mitkommen und auch nicht verachtend auf mich schauen? Vielleicht musst du gar nichts tun. Aber es würde mich sehr beruhigen, wenn ich wüsste, dass du mich beschützt, sollte eine Situation entstehen, wo auch die Maus mir signalisiert, dass Gefahr droht. Ich kann doch nur jemals die Dinge tun, die du dir wünschst, wenn ich eine Chance habe zu lernen, mutiger zu werden." In dieser Form angesprochen, reagierte der Löwe sehr viel gnädiger, fast ein bisschen gerührt von der Bitte des Vogels. Er erklärte sich bereit, den Vogel zu diesem Seminar zu begleiten, damit dieser weniger hektisch und unsicher sein müsse.

In der nächsten Stunde berichtete Doris von ihrer erfolgreichen Teilnahme an dem Wochenendseminar. In Bezug auf das Miteinander im eigenen „Inneren Tiere-Team" war eine entscheidende Etappe genommen worden. In den folgenden Wochen beschäftigten wir uns mit der weiteren Integration der inneren Anteile. Es wurde deutlich, dass Heuschrecke und Hase stark durch Doris' Erleben ihres Vaters geprägt worden waren, der der Familie meist ferngeblieben war, um sich mit Büchern zu beschäftigen oder auf Reisen zu gehen. Hier bestand der Lösungsweg darin, diese Anteile aus ihrer Sozialisationsgeschichte heraus zu achten und sie sich in ihrem konstruktiven Beitrag für das Ganze zunutze zu machen. Die berufliche Ausrichtung, die Doris gewählt hatte, und ihre Fähigkeit, sich autonom mit eigenen Dingen beschäftigen zu können, waren bereits wichtige Schritte in diese Richtung. Der Vogel symbolisierte die introjizierte Mutter mit allen guten und bösen Anteilen – einerseits mütterlich sorgend und andererseits mit Hiobsbotschaften verfolgend. Den guten Mutteranteil anzunehmen, sich aber von dem schädigenden allmählich zu lösen, war die Aufgabe weiterer Therapiestunden. Das frühere kleine Kind Doris zeigte sich in dem vorsichtigen Mäuschen, das alles aus seinem Versteck beobachtete und teilweise mit Schrecken wahrnahm, auch erschreckend deutlich wahrnahm. In dem kleinen Hund dagegen kam das unbefangene Kind zum Ausdruck, das von all dem Schrecken nichts miterleben wollte und jede Ablenkung willkommen hieß. Der starke, anspruchsvolle Löwe war aus Doris schon sehr früher Überzeugung entstanden, ihre Brüder vor der Gewalt im Elternhaus retten zu müssen. Sie fühlte sich als Kind irgendwie schuldig an deren Leid, da sie selbst ja meist von den elterlichen Schlägen verschont blieb.

So wie ich es vorher bei mir selbst erlebt hatte, waren auch Doris und später immer wieder andere Klienten begeistert davon, sich auf diese liebevolle und spielerische Weise selbst abgebildet zu sehen und sich gleichzeitig darin zu üben, die bisher verachteten Persönlichkeitsanteile aus dem Schattendasein zu befreien. Vor allem wenn sich jemand in einer Entscheidungsnot befand, sich innerlich zerrissen fühlte, zeigte sich das „Innere Team mit Tieren“ als überaus effektive Klärungshilfe. Erstaunt, erfreut, aber auch verwirrt über die spontanen und tiefgreifenden Auswirkungen dieser Methode wollte ich herausfinden, worin das Rätsel des Erfolges liegen mochte. Dafür kehrte ich zunächst einmal zurück zu Schulz von Thun, um zu prüfen, in welcher Weise er seinen Ansatz herleitete und begründete.

3 Was auf dem Weg lag: Zur theoretischen Begründung der Existenz von Teilpersönlichkeiten

Schulz von Thun (2007) erwähnt unterschiedliche psychotherapeutische Ansätze, die ihn zu seinem Konzept inspiriert haben („Aber zuvor möchte ich Ihnen noch schildern, wie ich auf die ganze Sache gekommen bin…“; S. 49). Dazu gehören z.B. seine gestalttherapeutische Ausbildung, C. G. Jungs Modell der Archetypen sowie diverse Veröffentlichungen, die auf die Existenz verschiedener interagierender Teilpersönlichkeiten hinweisen (z.B. V. Satir 2007: „Meine vielen Gesichter“; H./S. Stone 2000: „Du bist viele“; G. R. Schwartz 2007: „Systemische Therapie mit der inneren Familie“). Der Autor führt diese Gedanken jedoch nicht weiter aus, sondern beschränkt sich weitgehend auf das Benennen von Literaturquellen und auf Verweise zu den Abschnitten seines Buches, in denen diese Verwendung gefunden haben. Im vorliegenden Kapitel wird noch einmal gründlicher nachgezeichnet, was auf Schulz von Thuns Weg lag und ihn nach seiner Aussage zur Entwicklung seines Kommunikationsmodells inspirierte. Die Existenz interagierender Persönlichkeitsanteile, die schließlich nicht in vivo zu beobachten sind, soll als sinnvolles theoretisches Konstrukt begründet werden.

Bereits Sigmund Freud (1856–1939) betrachtete die menschliche Persönlichkeit im Rahmen seines Instanzenmodells zusammengesetzt aus verschiedenen Elementen. Das Konstrukt der Einteilung in Es, Ich und Über-Ich ermöglichte ein Verstehen unbewusst ablaufender psychodynamischer Prozesse. Während Freud das Ich in seinen Anfangstheorien als eher schwaches Bindeglied zwischen den triebgesteuerten Impulsen des Es und den moralischen Ansprüchen des Über-Ich sowie den Forderungen der äußeren Realität ansah, entwickelten nachfolgende psychoanalytische Schulen andere Auffassungen zu Bedeutung und Gewichtung der einzelnen Instanzen.

Alfred Adler (1870–1937), der sich 1911 als einer der ersten aus der Gefolgschaft Freuds trennte, kann als früher Vertreter einer später als „Ich-Psychologie" bezeichneten Richtung angesehen werden. Adler betonte in seinem Ansatz weniger den Sexualtrieb und unbewusste Prozesse, sondern die Fähigkeit des Menschen zu bewusstem Denken und Handeln sowie den Einfluss sozialer Faktoren. Ein nachfolgender wichtiger Vertreter der Ich-Psychologie, Heinz Hartmann (1894–1970), unterschied in den 1940er Jahren neben dem Ich das Selbst als bedeutsame, sich selbst reflektierende, psychische Instanz. Er verstand darunter den Kern der Persönlichkeit und das wertende Bewusstsein für die Gesamtheit der innerseelischen Vorgänge. Vitalität, Kohärenz, Autonomie und ein positives Selbstwerterleben sind Kriterien, die ein gesundes Selbst kennzeichnen. Das Ich beinhaltet im Vergleich dazu die Summe der seelischen Funktionen (z.B. Wahrnehmung, Gedächtnis, Realitätsprüfung, Triebsteuerung), die eine möglichst gute Anpassung des Individuums an seine Umwelt gewährleisten und damit gleichzeitig als Reizschutz des seelischen Apparates dienen.

Zwei Jahre nach Adler trennte sich Carl Gustav Jung (1875–1961) von Freud. Auch er wehrte sich gegen eine besondere Betonung der Sexualität und wollte Freuds „Libido" nicht als sexuelle Energie, sondern als allgemeine Lebensenergie verstanden wissen. Das Konzept des (individuellen) Unbewussten erweiterte Jung um den Aspekt des kollektiven Unbewussten. Mit letzterem verband er ein stammesgeschichtlich vererbtes Grundwissen, das in allen Menschen, gleich welchen Kulturkreises, verankert ist und sich durch instinktive Reaktionen und Gefühle auf bestimmte Signale und Symbole äußert. Diese universell wirkenden Bilder bezeichnete Jung als „Archetypen" (die „innere Urhorde", wie Schulz von Thun sie nennt). Den Grundgedanken der Existenz von Archetypen hatte Jung aus der Kritik an Freuds Vorstellung von im Unbewussten vorhandenen „archaischen Überresten" entwickelt:

> „Wie man feststellen kann, zeigen viele Träume Bilder und Assoziationen, die primitiven Vorstellungen, Mythen und Riten analog sind. Solche Traumbilder nannte Freud ‚archaische Überreste'; diese Bezeichnung impliziert, dass es sich dabei um psychische Elemente handelt, die historisch im menschlichen Geist überlebt haben.

> Eine derartige Auffassung ist aber nur für Menschen typisch, die das Unbewusste als Anhängsel des Bewusstseins betrachten. Meine weiteren Untersuchungen zeigten mir, dass dieser Standpunkt unhaltbar ist. Ich fand heraus, dass Assoziationen und Bilder dieser Art ein wesentlicher Bestandteil des Unbewussten sind und überall beobachtet werden können, bei gebildeten und ungebildeten Träumern. Sie sind durchaus keine leblosen oder bedeutungslosen ‚Reste', sondern immer noch wirksam und gerade wegen ihrer ‚historischen' Natur besonders wertvoll. Sie bilden eine Brücke zwischen unserer bewussten, abstrakten und einer primitiveren, farbigeren, bildhafteren Ausdrucksweise." (Jung 1988, 47 f)

Für Jung beruhen die Archetypen auf menschlichen Urerfahrungen wie Geburt, Tod, Elternschaft oder dem Erleben der Natur in all ihren Facetten. So ist z.B. ein Kreis mit den Erscheinungen der Himmelskörper verbunden; als Mandala hat er in vielen Kulturen eine besondere Bedeutung. Jung ging davon aus, dass archetypische Bilder in unseren Träumen zum Ausdruck kommen und ermittelte aus Traumanalysen u.a. folgende Hauptkategorien:

- den Schatten, der verdrängte, schambesetzte Persönlichkeitsanteile enthält,
- Anima und Animus als gegengeschlechtlichen inneren Persönlichkeitsanteil,
- die innere Weise / den inneren Weisen als unsere intuitive innere Stimme,
- das Selbst als Zentrum der Psyche, welches sowohl das bewusste Ich als auch unbewusste Anteile enthält und als zentrale Selbststeuerungsinstanz betrachtet wird.

Jung sieht das Selbst als zentralen Archetypus, der wie ein geheimer spiritus rector unseres Lebens (Kast 2007a) unsere Selbstwerdung, das Einswerden mit uns selbst – als Grundprinzip und Ziel des individuellen Entwicklungsweges, den Jung als Individuation bezeichnet – anführt. Dabei erscheint das Verhältnis von Selbst und Ich als eines der gegenseitigen Fundierung: Hinter der Selbstwerdung des Ich steht das Selbst, und das Selbst kann sich im aktuellen Leben nur mithilfe des Ich verwirklichen. Neben den Archetypen unterschied Jung die Komplexe. Darunter verstand er aus problematischen Erfahrungen resultierende (deshalb emotional negativ getönte) Inhalte des Unbewussten, die jeweils auf einem gemeinsamen Bedeutungskern oder Archetyp basieren (z.B. ein Mutterkomplex). Diese führen in seinen Augen ein – Teilpersönlichkeiten ähnliches – Eigenleben innerhalb der Gesamtpersönlichkeit eines Menschen. Jung charakterisierte einen Komplex durch

> „die Tendenz, eine kleine eigene Persönlichkeit zu bilden. Er hat eine Art Körper, einen gewissen Grad an eigener Physiologie. Er kann den Magen belasten, er bringt den Atem durcheinander, er beeinflusst das Herz – kurz, er benimmt sich wie eine Teilpersönlichkeit." (Jung 1935, zitiert nach Schwartz 2007, 29)

Roberto Assagioli (1888–1974), der ursprünglich auch zur Gruppe der frühen Psychoanalytiker gehörte und sich C. G. Jung verbunden fühlte, entwickelte in den 1920er Jahren einen eigenen Ansatz, die Psychosynthese, mit der er unterschiedliche methodische Elemente psychotherapeutischen Wirkens vereinigen wollte. Assagioli ging ebenfalls von der Existenz von Teilpersönlichkeiten aus, in denen er die verschiedenen sozialen Rollen, über die wir uns in unserer Gesellschaft begegnen, manifestiert sah.

> „Man entdeckt, welch verschiedene, oft sogar fast gegensätzliche Eigenschaften sich in den einzelnen Rollen zeigen. Diese Verschiedenartigkeit der Eigenschaften, die um eine Rolle gruppiert sind, rechtfertigt meiner Meinung nach den Gebrauch des Wortes ‚Teilpersönlichkeit'. Menschen wechseln im Allgemeinen von einem Persönlichkeitsteil zum anderen, ohne sich dessen klar bewusst zu sein; und nur ein dünner Erinnerungsfaden verbindet die einzelnen Teile." (Assagioli 1993, 77)

Als weiteren Beleg und „endgültige Bestätigung der Existenz von Teilpersönlichkeiten" (Assagioli 1993, 78) erwähnt Assagioli das Krankheitsbild der multiplen Persönlichkeitsstörung (heute unter dem Begriff „Dissoziative Identitätsstörung" in DSM IV 300.14 und ICD 10 F44.81), bei dem mehrere abgespaltene Teilpersönlichkeiten innerhalb einer Person ein autonomes Eigenleben führen. Ausgehend von der Annahme, dass jede neurotische Störung lediglich als Verzerrung eines bei allen Menschen vorhandenen psychologischen Grundmusters zu betrachten ist, wird hier die Koexistenz verschiedener Persönlichkeitsanteile als zu einem gesunden psychischen Apparat gehörend angesehen. Auch Jung weist darauf hin, dass neurotische Phänomene nicht nur im Rahmen psychischer Erkrankung auftreten. „Sie sind in Wirklichkeit nicht mehr als pathologische Übertreibungen von normalen Vorkommnissen; nur weil es Übertreibungen sind, fallen sie mehr ins Gewicht" (Jung 1988, 34). Die Subpersönlichkeiten setzt Assagioli gleich mit dem, was C. G Jung als „persona" bezeichnet: Die Maske, die im griechischen Theater die Rolle typisierte und übertragen für angepasstes, sozialverträgliches Verhalten steht, dazu dienend, das eigentliche Ich zu schützen. In Analogie dazu könnte man nach Assagioli Teilpersönlichkeiten auch als „personae" bezeichnen. Das Selbst eines Menschen sieht er als davon zu unterscheidende unabhängige Instanz, die als bewusstes Selbst (oder „Ich") sowie als transpersonales, höheres Selbst in Erscheinung treten kann. Assagioli möchte den Menschen helfen, selbstschädigende Identifikationen (z.B. mit dem eigenen Körper, eigenen Begierden, dem Verstand oder Emotionen) durch Bewusstmachung und „klare, unpersönliche Beobachtung" (Assagioli 1993, 30) aufzulösen. Mithilfe der willensgesteuerten Technik der Disidentifikation soll ein neues, starkes Selbst-Bewusstsein bzw. eine Selbst-Identität aufgebaut werden („Ich bin ich selbst", jedoch „Ich habe einen Körper, aber ich bin nicht mein Körper").

Der Begründer der Gestalttherapie Fritz Perls (1893–1970) war ebenfalls ursprünglich Analytiker. Perls hatte sich nach demütigenden Erfahrungen mit Freud enttäuscht von diesem abgewandt und einen eigenen mehr erfahrungsbezogenen Ansatz entwickelt. Im Gestaltdialog zwischen „Topdog" und „Underdog" begegnen sich in spielerischer Form ein kommandierendes, autoritäres, selbstgerechtes Über-Ich und ein ausweichendes, die Anforderungen sabotierendes, Es (der sog. innere Schweinehund), um in eine bewusste „Auseinander-Setzung" von Persönlichkeitsanteilen zu treten. Die Anteile werden nämlich symbolisch auf zwei gegenüberstehenden Stühlen platziert, und der Klient setzt sich jeweils auf denjenigen Stuhl, aus dessen Position er etwas sagen möchte. Er wechselt so lange die Plätze, bis die „Kontrahenten" zu einer befriedigenden Lösung gekommen sind. Nach Naranjo (1986) gab Perls dazu oft die Anweisung „Entwickle einen Sketch".

> „Mit anderen Worten, Topdog und Underdog sind eigentlich zwei Clowns, die ihr sonderliches und unnötiges Spiel auf der Bühne des duldsamen und stummen Selbst ausführen. Integration oder Heilung kann nur dann zustande kommen, wenn das Bedürfnis nach gegenseitiger Kontrolle zwischen Topdog und Underdog aufhört. Nur dann werden die beiden Herren aufeinander hören. Sobald sie zur Besinnung, das heißt zu ihren Sinnen kommen (in diesem Falle, indem einer auf den anderen hört), öffnet sich die Tür zu einer Integration und Vereinigung." (Perls 1987, 153f)

Das Selbst ist für Perls (in bewusster Abgrenzung zur psychoanalytischen Auffassung) eine Funktion des Kontaktes zwischen Organismus und Umwelt und umfasst den gesamten innerpsychischen Apparat. „Wenn der Daumen gequetscht wird, existiert das Selbst in dem schmerzenden Daumen" (Perls et al. 1988, 161). Topdog und Underdog sind nach Naranjo (1986, 75) als Teilaspekte des Selbst mit verschiedenen inneren Charakteren anzusehen, die miteinander ausgesöhnt werden müssen, um zu innerer Integration zu finden.

Ein tiefenpsychologisches Instanzenmodell, das ebenfalls aus der Ablösung von der Psychoanalyse resultierte, bietet die von Eric Berne (1910–1970) in den 1950er Jahren entwickelte Transaktionsanalyse. Berne hatte sich bei namhaften Psychoanalytikern (Paul Federn, Erik Erikson) ausbilden lassen. Die Anerkennung zur Mitgliedschaft in der Psychoanalytischen Vereinigung war ihm allerdings mit dem Argument, er solle sich noch weitere Jahre einer persönlichen Analyse unterziehen, verwehrt geblieben. Er setzte sein tiefenpsychologisches Wissen daraufhin in einem eigenen Ansatz um, der auch sozialpsychologische, lerntheoretische und humanistische Aspekte integrierte. Die Instanzen Es, Ich und Über-Ich werden von Berne als Kindheits-Ich, Erwachsenen-Ich und Eltern-Ich dargestellt und in Bezug auf ihre intra- und interpsychischen Aktivitäten untersucht. Dialoge zwischen den einzelnen Ich-Zuständen innerhalb einer Person und auch zwischen zwei Personen innerhalb der Paararbeit können auf diese Weise angeregt und therapeutisch effektiv genutzt werden.

Schulz von Thun beruft sich in seinem Buch auf M. Goulding (2005), die zu den Mitbegründern der Transaktionsanalyse zählt und mit ihren „Kopfbewohnern" ein Handlungsmodell vorstellt, mithilfe dessen selbstabwertende Eltern-Ich-Anteile identifiziert und gedanklich „geschrumpft" werden können. Meist waren dies ursprünglich strenge, kritische Elternfiguren oder Miterzieher, die nun unerkannt und unreflektiert im eigenen Inneren ihr Unwesen treiben und das Selbstwertgefühl untergraben. Goulding gibt den „inneren Schurken und Halunken" Namen, wie z. B. „Tyrann", „Unheilverkünder", „Sklaventreiber", „Oberkritiker", „Böse Hexe" oder „Tadler" und leider auch recht drastische Abbildungen, die es nach meinem Empfinden eher erschweren, diese möglichen inneren Figuren als Eigenanteile wahrzunehmen.

Vom „inneren Feind", dem „inneren Quälgeist" bzw. dem „bösen Ich" sprechen auch Bach und Torbet (1985), deren Grundannahmen Schulz von Thun als identisch ansieht mit seiner Vorstellung des Inneren Teams. „Was wir als unser Selbst bezeichnen, ist in Wirklichkeit eine Gruppe von Stimmen oder Ichs, die dauernd miteinander im Gespräch sind, ob nun bewusst oder unbewusst, ob offen oder versteckt" (Bach / Torbet 1985, 23). Bei dem „bösen Ich" handelt es sich einerseits (wie bei M. Goulding) um introjizierte „ursprüngliche Außentäter", andererseits aber auch um „erdverbundene Urinstinkte", die nur auf Essen, Schlafen und Befriedigung des Sexualtriebes ausgerichtet sind (Bach / Torbet 1985, 47). Insofern fallen in die Rubrik des „inneren Quälgeistes" sämtliche innerpsychischen Tendenzen, die in irgendeiner Form selbstschädigende oder selbstabwertende Auswirkungen haben können – also sowohl „Topdogs" als auch „Underdogs" (um einmal die Sprache der Gestalttherapie zu verwenden), wie z. B. der Spielverderber, der Faule, der Zweifler, der Genusssüchtige, der Tolpatsch, der Angsthase, der Zauderer. Bach und Torbet wollen den Leser anregen, feindliche innere Stimmen zu identifizieren, indem man auf die inneren Dialoge lauscht und sie z. B. aufschreibt oder beim Spazierengehen in Selbstgesprächen zum Ausdruck bringt. Mittels der Vernunft oder durch Aktivierung freundlicher innerer Anteile (z. B. der Tröster, der Optimist, der Fan) soll „Munition für die Debatten mit dem Quälgeist" (Bach / Torbet 1985, 154) gesammelt und eine „Kampfstrategie" entwickelt werden, mit der man sich gegen das „böse Ich" wehren kann (Bach/Torbet 1985, 150).

Weniger kämpferisch geht es bei Richard C. Schwartz (2007, urspr. 1995) zu, dessen Buch „Systemische Therapie mit der inneren Familie" Schulz von Thun erst kurz vor seiner eigenen Veröffentlichung zum Inneren Team vorgelegen hat. Schwartz überträgt Erkenntnisse der systemischen Familientherapie auf die innerpsychische Welt und legt deshalb besonderen Wert auf das Beziehungsgeflecht und die Interaktionen zwischen den einzelnen Persönlichkeitsanteilen, die er „Teile" (engl. „parts") nennt. Nach Schwartz's Auffassung gehört die Multiplizität zur Natur des menschlichen Geistes; frühere Traumata (wie bei der Dissoziativen Identitätsstörung) oder Introjektionen äußerer Phänomene (wie z.B. verinnerlichte kritische Eltern) entfalten nur noch zusätzlich eine schädigende bzw. spaltende Wirkung im inneren Beziehungsgeflecht. Das Selbst eines Menschen sieht er als Sitz des Bewusstseins und potentiellen inneren Führer an. Es kann nach seiner Auffassung sowohl als bewusst planender und ordnender „innerer Dirigent" in Erscheinung treten als auch als ein im selbstvergessenen „Flow" befindlicher meditativer Anteil. Ist das Selbst eines Menschen in Gefahr, werden die „Teile" sich bemühen, es um jeden Preis zu schützen. Dieser Prozess kann dazu führen, dass es der betroffenen Person nicht mehr möglich ist, ihr Selbst als klugen und mitfühlenden Anführer zu identifizieren, weil dieses von stark emotional belasteten inneren Stimmen der Teile überlagert wird. Das Selbst erneut abzugrenzen, damit es seine ordnende Funktion wieder übernehmen kann, ist wichtiger Bestandteil der von Schwartz entwickelten Therapieform. Zu den von ihm identifizierten Mitgliedern der inneren Familie gehören Verbannte (verletzte innere Kind-Anteile, die darauf drängen, befreit zu werden), Manager (z.B. Kontrolleur, Streber, Leugner, passiver Pessimist, die sich bemühen, die Verbannten in der Verbannung zu halten, damit das innere System nicht von unkontrollierbaren Gefühlen überflutet wird) und Feuerbekämpfer (die im Notfall mit selbstbetäubenden Ersatzhandlungen , z.B. unmäßigem Essen, Alkohol- oder Drogenmissbrauch, verbannte Mitglieder, die sich nicht mehr kontrollieren lassen, versuchen zu beschwichtigen). Manager und Feuerbekämpfer erinnern an die inneren Gestalten, die Bach und Torbet als zum „bösen Ich" gehörend gezählt hatten. Während sie dort bekämpft werden sollten, geht Schwartz davon aus, dass der (mittels aktiver Imagination) geführte innere Dialog zu Aussöhnung und Heilung aller inneren Familienmitglieder führen kann. Wenn Polarisierungen und Ungleichgewichte zwischen den Teilen (bei seinen Klienten traten meist 5 bis 15 in Erscheinung) aufgelöst wären, kämen die Mitglieder der inneren Familie zu ihrer eigentlichen konstruktiven Bestimmung.

Einen systemischen Ansatz, der nicht nur einzelne innere Anteile, sondern ebenso das Beziehungsgeflecht zwischen ihnen berücksichtigt, sieht Schwartz auch bei der Familientherapeutin Virginia Satir. In ihrem Buch „Meine vielen Gesichter" beschrieb sie bereits 1978 gleichnishaft ein Persönlichkeitsmodell, bei dem sie verschiedene miteinander kommunizierende innerpsychische Ebenen, die in ein lebendiges Gleichgewicht zu bringen sind, unterscheidet:

- ein „Ich" im Zentrum,
- umgeben von einem Körper, der das „Haus" darstellt,
- der Verstand, der wie ein Kapitän das Schiff zu steuern hat,
- Gefühle und Empfindungen, die als „Lebenssäfte" anzusehen sind,
- die Sinnesorgane, über die Botschaften von außen nach innen und umgekehrt gelangen können,
- die Verbindung zu anderen Menschen, ohne die wir seelisch nicht überleben können und
- eine Seele als eigentliche Lebensquelle.

Neben weiteren Fantasieübungen, mit denen Satir ihre Leser unterstützen will, die eigene innere Pluralität (an)zuerkennen und zu nutzen, bietet sie diejenige an, die mir vor mehreren Jahren bei Leveton (2004) in der Übung „Sechs Figuren für eine Persönlichkeit" begegnete, und die für mich Anlass gab, Schulz von Thuns Inneres Team in Form von Tieren darzustellen. Hier schließt sich somit gedanklich ein Kreis.

Dieses Kapitel abschließend und Bezug zum nächsten herstellend sei eine Fabel berichtet, mit der Hal und Sidra Stone (2000) ihr Buch „Du bist viele" einleiten. Innere Anteile werden hier durch die Verwendung von Tiermetaphern unmittelbar einsichtig und nachvollziehbar.

Der Schrei des Erwachens (nach H. Zimmer 1948)

Es war einmal eine Tigerin, die sollte bald niederkommen. Als sie eines Tages im Walde war, um zu jagen, stieß sie auf eine Herde von Ziegen. Und obwohl sie hochträchtig war, gelang es ihr, ein Tier aus der Herde zu reißen. Doch die Anstrengung zwang sie nieder, und sie gebar ihr Junges und starb. Als die Ziegen merkten, dass keine Gefahr mehr war, kehrten sie um und entdeckten den jungen Tiger neben seiner toten Mutter, und sie nahmen ihn in die Herde auf. Der kleine Tiger wuchs unter Ziegen auf, und bald glaubte er, selbst eine zu sein. Er meckerte so gut er nur konnte, roch wie eine Ziege und fraß nur Grünzeug; auf jede erdenkliche Weise verhielt er sich wie eine Ziege. Doch in ihm schlug – wie wir wohl wissen – das Herz eines Tigers.

So nahm alles seinen Lauf, bis eines Tages ein älterer Tiger in die Nähe der Herde kam und eines der Tiere riss. Sobald die anderen Ziegen den Tiger erblickten, sprangen sie auf und davon – nur unser Ziegen-Tiger sah keinen Grund zu flüchten: Er witterte ja auch keine Gefahr.

Der alte Tiger war ein erprobter und erfahrener Kämpfer, aber nie in seinem langen Leben war er so erschrocken wie jetzt, da er dem jungen Tiger gegenüberstand. Er wusste einfach nicht, was er von einer ausgewachsenen Raubkatze halten sollte, die nach Ziege roch, ihn anmeckerte und sich auch sonst nicht sehr artgemäß aufführte. Und weil er ein brummiger alter Haudegen war, packte er den jüngeren Tiger kurzerhand am Genick, schleifte ihn an einen nahen Bach und zeigte ihm sein Spiegelbild im Wasser. Aber der junge Tiger war überhaupt nicht beeindruckt; er merkte gar nicht, wie ähnlich er dem alten Tiger war.

Verärgert über so viel Begriffsstutzigkeit schleppte ihn der Alte an den Platz, wo seine Beute lag. Er riss ein Stück Fleisch aus der toten Ziege und schob es dem jungen Tiger ins Maul. Stellt euch den Schock und den Widerwillen des jungen Tigers vor! Erst würgte er und versuchte, das rohe Fleisch wieder auszuspucken, doch der alte Tiger war fest entschlossen, ihm zu zeigen, wer er wirklich war, und zwang ihn, die ungewohnte Nahrung zu schlucken. Als er sah, dass der junge Tiger alles geschluckt hatte, schob er noch ein Stück nach – doch diesmal war etwas anders. Unser junger Tiger schmeckte jetzt das rohe Fleisch und das warme Blut, und diesmal fraß er mit Genuss. Und dann streckte er sich, und zum ersten Mal in seinem jungen Leben brüllte er – das Brüllen einer Raubkatze. Dann verschwanden die beiden im Wald.

Die jungianisch geprägten Autoren gehen davon aus, dass sich unsere Persönlichkeit – ebenso wie ihre Fragmentierung in Teilpersönlichkeiten – aus dem Anpassungsdruck im Verlaufe unserer Sozialisation entwickelt. Wir kämen auf die Welt mit so etwas wie einem „seelischen Fingerabdruck", einem unverwechselbaren Selbst (unserer „Tigernatur"), und würden aufgrund der Vorgaben und Erwartungen unserer Eltern sozusagen zunehmend zur Ziege mutieren.

> „Bis wir das Erwachsenenalter erreichen, und oft schon lange vorher, sind wir gewöhnlich so gut konditioniert, dass wir jede Verbindung zu unserem seelischen Fingerabdruck – unserem wahren Wesen – verloren haben. Wir wissen dann nicht mehr, wer wir sind oder was wir wirklich fühlen. Unsere Tiger und Löwen sind verschüttet, und nur manchmal, wie aus Versehen, tauchen sie für einen Moment auf." (Stone / Stone 2000, 30)

Mittels ihrer Voice-Dialogue-Methode (bei der verschiedene innere Stimmen unter Anleitung eines therapeutischen Begleiters auf verschiedene Stühle verteilt werden) wollen die Autoren die verdrängten Selbstanteile, die sie als Energiemuster auffassen, wieder zum Sprechen bringen und so das „wahre Wesen" reaktivieren. Das Ich – als von den Teilpersönlichkeiten unabhängige Instanz – soll in diesem Prozess zunehmend gestärkt und aus der Identifikation mit schädigenden Selbstanteilen befreit werden. Während es in dem Modell von Hal und Sidra Stone um die Befreiung des „wahren Selbst" von den um Anpassung bemühten „Ziegenanteilen" geht, basiert der von anderen Autoren (z. B. Schwartz, Satir, Perls) vertretene Ansatz auf der Vorstellung, dass wir sowohl „Tiger" als auch „Ziege" sind. Zum seelischen Überleben brauchen wir Autonomie und Anpassungsbereitschaft, und es geht darum (wie auch von Schulz von Thun propagiert), beide Seiten in ein sowohl situations- als auch bedürfnisgerecht ausgewogenes Verhältnis zu bringen.

Zusammenfassend zu den hier erwähnten Quellen, die Schulz von Thun zu seinem Kommunikationsmodell inspiriert haben, sei folgendes angemerkt. Man kann die Spur des Grundgedankens unserer inneren Multiplizität von den Anfängen der Psychoanalyse über ihre weiteren Vertreter bzw. jene ursprünglichen Analytiker, die anschließend eigene Ansätze entwickelten (Assagioli, Perls, Berne), zurückverfolgen. Die Personifizierung und räumliche „Auseinander-Setzung" von Persönlichkeitsanteilen bei Perls sowie die aus Bernes Transaktionsanalyse stammende klare Abgrenzung von Kindheits-, Eltern- und Erwachsenen-Ich wurden von anderen Autoren (z. B. Goulding, Bach / Torbet) aufgegriffen. Systemische Ansätze (Satir, Schwartz) erweiterten das Modell innerer Pluralität um interaktionelle Aspekte. Die Einheitlichkeit der Terminologie blieb angesichts dieser Vielzahl verschiedener Vertreter in mancher Hinsicht auf der Strecke. Subpersönlichkeiten wurden mit Begriffen wie innere Stimmen, Selbstanteile, böses Ich, innere Charaktere, Ich-Zustände umschrieben. Vor allem die Definition und eindeutige Abgrenzung der Begriffe „Ich" und „Selbst" variieren über die verschiedenen theoretischen Zugänge. Ist das Ich nun wie in der Ich-Psychologie als ein vom Selbst abgegrenzter Denk- und Wahrnehmungsapparat zu verstehen, oder umfasst das Selbst neben unbewussten Anteilen auch das bewusste Ich wie bei Jung und Assagioli, oder besteht das Selbst aus mehreren Ichs, von denen einige sogar böse sind, wie bei Bach und Torbet, oder gibt es ein 100faches Selbst, welches das eigentliche Ich daran hindert, sich zu entfalten, wie bei Hal und Sidra Stone? Offen bleibt auch die Frage, welches psychologische Phänomen in den von uns allen zu identifizierenden inneren Stimmen zum Ausdruck kommt. Treten unsere Komplexe als Teilpersönlichkeiten in Erscheinung, wie von Jung angenommen, oder als verschiedene, teils widersprüchliche sozialen Rollen, wie Assagioli unterstellt? Sind es verselbständigte Elternintrojekte, die immer noch tadelnd auf uns einreden, und die aufgelöst werden müssen, damit endlich im Inneren Ruhe herrscht, wie Goulding glaubt, oder gehört die innere Multiplizität einfach zu unserem Naturell wie systemisch geprägte Autoren (Schwartz mit der inneren Familie und Satir mit der Sechs-Figuren-Technik) annehmen? Für Schulz von Thun sind die inneren Stimmen:

> „Widerhall der Weltgeschichte und unserer Kulturgeschichte. Manche wiederum sind Ausgeburten eines modernen und unseres per-

> sönlichen Lebenskontexts. Und manche Stimmen mögen historische Mischprodukte aus uralt und brandneu sein. Wie auch immer: Am Konferenztisch unserer inneren Versammlung hat eine eigenartig pluralistische Runde Platz genommen: Da sitzt ein Alpha-Affe neben einem schüchternen Kleinkind, ein rationaler Atheist neben einer bangen Seele vor Gott, ein Tierschützer und ein Vegetarier neben einem alten Raubtier, ein alter Krieger neben einem Pazifisten, ein weiches, liebendes Herz neben einem alten Haudegen." (Schulz von Thun 2007, 45)

Das Zitat verdeutlicht die (in meinen Augen schier inflationäre) Vielzahl an inneren Figuren, die der Autor in seinem Kommunikationsmodell an einen Tisch bringen möchte. Da sich diese aus unterschiedlichen Lebenszusammenhängen rekrutieren, es somit zu „kontextspezifischer Konfigurationsbildung" (Schulz von Thun 2007, 36) kommt, erklärt sich, wie schwer es ist, die einzelnen Sprecher zu identifizieren und mit entsprechenden Eigennamen zu versehen. So sind in einem Fall eine „Hilfsbereite", eine „Solidarische", eine „Auf sich selbst Bedachte" und eine „Intimitätsschützerin" miteinander im Clinch (S. 28) und in einem anderen Beispiel gleichzeitig ein „Mr. Smalltalk", ein „Locker flockiger Sunnyboy", ein „Kreativer Clown", ein „Schneckenhäusler", ein „Einsamer Trauriger", ein „Anlehnungsbedürftiger" und ein „Stilles Wasser" (S. 199). Überschneidungen bzw. eine geringe Trennschärfe zwischen den einzelnen Stimmen erschweren hier zusätzlich den Prozess der inneren Klärung. Welche Instanz letztlich als Oberhaupt diesen Prozess anzuführen hat, bleibt unklar, da Schulz von Thun unterschiedlichen Meinungen anderer Autoren seine Zustimmung erteilt (z. B. Bach und Torbet, die das Selbst als Gruppe von verschiedenen Ichs betrachten sowie Schwartz, der das Selbst als leitende Kerninstanz ansieht). An anderer Stelle betrachtet Schulz von Thun wiederum das Ich als übergeordnete Instanz:

> „Dieses übergeordnete Ich nimmt die Stimmen der inneren Mitglieder auf, jedenfalls soweit sie in Rufnähe gelangen, und erkennt sie als Teile des Selbst an, jedenfalls als existent, wenn auch nicht immer als erwünscht." (Schulz von Thun 2007, 68)

Erfrischend mutet in diesem „Kauderwelsch" die Bildhaftigkeit des Kommunikationsmodells an. Die Wahl des Begriffes „Inneres Team" ist in meinen Augen besser als der der „Inneren Familie", da das „Team" eher darauf verweist, dass man (unter der Aufsicht eines wohlwollenden, gerechten „Teamchefs") gemeinsam Aufgaben zu bewältigen hat, zu denen jeder das Seinige beitragen kann und muss. Nur wenn jeder in seinem Potenzial gewürdigt wird, kann die Gruppe ihr Gesamtpotenzial verwirklichen. Welche innere Instanz nun letztlich hinter dem „Teamchef" steht (ein zentrales Selbst oder ein eigentliches Ich) bleibt unbeantwortet und ist zur Handhabung des eher pragmatischen Kommunikationsmodells auch nicht wichtig. Es könnte auch so etwas, wie das von Berne neben Kindheits- und Eltern-Ich identifizierte Erwachsenen-Ich sein, das mit Vernunft und Umsicht ausgestattet, dafür Sorge tragen kann, dass alles innere Geplapper hinsichtlich seiner wahren Bedürfnisse erforscht und im Einklang mit situationsgerechten Überlegungen befriedigt werden kann.

Abbildung 2 versucht, verschiedene der in diesem Kapitel erwähnten Begriffe noch einmal zusammenfassend und integrierend aufzugreifen. Im Zentrum des Kreismodells befinden sich solche Aspekte, die dem Persönlicheitskern eines Menschen zugeordnet werden können. Die mittlere Schicht des Modells umfasst diejenigen Selbstanteile, die als „Ich" dem Bewusstsein zugänglich dafür Sorge tragen wollen, den inneren Kern zu schützen oder zu kontrollieren. Die äußere Schicht bezieht sich auf die mehr öffentlichen Persönlichkeitsanteile, „das Ziegenselbst" (Stone und Stone), das wir als öffentliche Maske, als „persona" (Jung) im Rahmen unserer sozialen Rollen präsentieren, um in unseren gesellschaftlichen Bezügen unseren Platz einzunehmen und Anerkennung zu erhalten. Bedürfnisse sowie daraus resultierende (auch einander widersprechende) innere Stimmen und Dialoge können aus allen drei Schichten des Kreismodells zu uns gelangen und ihre Befriedigung einfordern. Innere Konflikte lassen sich deshalb auch nie vermeiden.

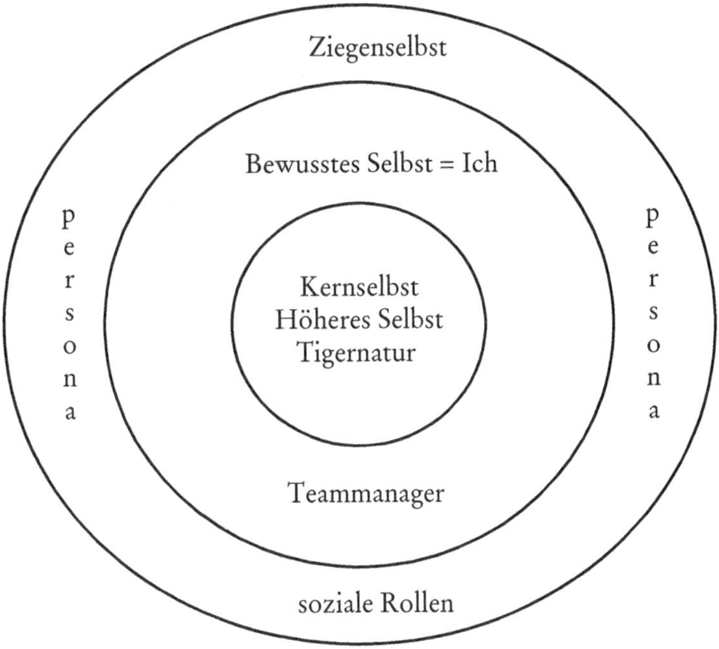

Abb. 2: *Unterschiedliche Begrifflichkeiten im 3-Schichten-Kreismodell*

Die Begründung dessen, dass die gedankliche Vorstellung eines aus Tieren bestehenden Inneren Teams therapeutisch effektiver zu nutzen ist, sei dem nun folgenden Kapitel vorbehalten.

4 Weshalb es wirkt, wie es wirkt: Zur theoretischen Begründung der identitäts(ab)bildenden Funktion von Tiersymbolen

Tiere begleiten das menschliche Dasein seit allen Zeiten. Sie dienten schon immer als Nahrungsquelle, ihre Felle wärmten im Winter, sie wurden den Menschen zu Haustieren und Gefährten. In Höhlen von Jägern und Sammlern der Steinzeit kann man noch heute zahlreiche Abbildungen von Bisons, Pferden, Wildschweinen oder Hirschen besichtigen. Da diese sich an Stellen mit besonders guter Akustik befinden, vermutet man, dass die z. T. über 30.000 Jahre alten Malereien im Rahmen kultischer Handlungen zur Beschwörung des Jagderfolges entstanden sind. Weitere Abbildungen, die in Tierhäute eingehüllte Menschen zeigen, zum Teil mit Geweihen oder Tierkappen auf dem Kopf, lassen darauf schließen, dass hier Schamanen dargestellt sind. Der Schamanismus als älteste fassbare Religion entstand, als die Jagd die zentrale Bedeutung für den Menschen einnahm. Der Schamane wirkte durch besondere rituelle Handlungen fördernd auf Tierseelen oder Naturkräfte ein.

Die Religion im Altertum zeigte eine Vielfalt der Kulte, in deren Rahmen, z. B. im Ägypten der Pharaonen, auch Tiergötter oder tierköpfig dargestellte Götter verehrt wurden. Besonders gern wählte man diejenigen Tiere, die den Menschen durch Kraft, Ausdauer, Schnelligkeit, sexuelle Potenz, Fruchtbarkeit oder andere Eigenschaften imponierten und deshalb dazu dienten, bestimmte Wesenszüge einer Gottheit zu veranschaulichen. Beispielhaft genannt seien der Stiergott Apis, der Falkengott Horus, der Krokodilsgott Sobek, die Schlangengöttin Wadjit oder die Löwengöttin Sekhmet. Später im antiken Griechenland stellte man sich Götter zwar in Menschengestalt vor, doch wurde ihren Abbildungen auf Amphoren oder Amuletten stets ein Tier an die Seite gestellt, welches die besondere Kraft der Gottheit unterstrich.

Um 600 v. Chr. lebte in Griechenland ein Sklave namens Äsop, der als Begründer der europäischen Fabeldichtung gilt. In seinen Geschichten wurden menschliche Schwächen, wie Neid, Dummheit, Geiz, Eitelkeit, in das Tierreich verlagert und dort zu lehrreichen Gleichnissen für das einfache Volk. Nach der Überlieferung wurde Äsop aufgrund seines klugen Witzes aus der Sklavenschaft entlassen und am Hof des Königs Kroisos als Gesandter angestellt. Einer seiner Aufträge führte ihn nach Delphi, wo ihn die Priester wegen Gotteslästerung ermordeten. Zu einer Zeit, als Tiere noch der Symbolisierung göttlicher Kräfte dienten, konnten die durch Tiere veranschaulichten menschlichen Schwächen von den Priestern wohl nicht geduldet werden. Äsops Fabeln aber wurden weiter überliefert und vermutlich um 300 v. Chr. erstmals schriftlich zusammengetragen. Bis heute beeindrucken sie durch ihre Hintergründigkeit und ihren Humor; sie demaskieren, ohne zu verdammen. Das folgende Beispiel erweckt nicht den Eindruck einer über zweitausend Jahre alten Dichtkunst:

> „Zwei Frösche, deren Tümpel die heiße Sommersonne ausgetrocknet hatte, gingen auf die Wanderschaft. Gegen Abend kamen sie in die Kammer eines Bauernhofs und fanden dort eine große Schüssel Milch vor, die zum Abrahmen aufgestellt worden war. Sie hüpften sogleich hinein und ließen es sich schmecken. Als sie ihren Durst gestillt hatten und wieder ins Freie wollten, konnten sie es nicht: die glatte Wand der Schüssel war nicht zu bezwingen, und sie rutschten immer wieder in die Milch zurück. Viele Stunden mühten sie sich nun vergeblich ab, und ihre Schenkel wurden allmählich immer matter. Da quakte der eine Frosch: ‚Alles Strampeln ist umsonst, das Schicksal ist gegen uns, ich geb's auf!' Er machte keine Bewegung mehr, glitt auf den Boden des Gefäßes und ertrank. Sein Gefährte aber kämpfte verzweifelt weiter bis tief in die Nacht hinein. Da fühlte er den ersten festen Butterbrocken unter seinen Füßen, er stieß sich mit letzter Kraft ab und war im Freien." (www.deutsch-online.de/Deutsch/Fabeln/Aesop; 21.6.2009)

Im 2. Jahrhundert unserer Zeitrechnung entstand ein anonym überliefertes Kompendium der Tiersymbolik, das bald im ganzen christlichen Orient Verbreitung fand: der Physiologus. Kein Werk der frühchristlichen Zeit war neben der Bibel so populär und wurde so oft übersetzt. Verschiedene reale Tiere aber auch Fabelwesen (z. B. das Einhorn, die Schlange Aspis, der Ichneumon), einige Steine (z. B. Diamant, Perle, Achat) und ein Baum wurden jeweils zunächst kurz sachlich erläutert und anschließend christlich allegorisch gedeutet.

> „Der Pfau ist ein bunter Vogel vor allen Vögeln. Er ist von schöner Farbe und herrlichen Flügeln. Wenn er herumgeht, schaut er sich an und freut sich über sich selbst; er schüttelt sich und schlägt ein Rad und schaut stolz um sich. Wenn er aber auf seine Füße blickt, so schreit er wild; denn seine Füße gleichen nicht seiner schönen Gestalt. Und du nun, vernünftiger Mensch, wenn du deine Pracht und deine Güter siehst, ergötze dich und freue dich und prunke in deiner Seele; wenn du aber auf deine Füße blickst, d.h. auf deine Fehler, so schreie und weine zu Gott und hasse die Sünde, wie der Pfau die Füße, damit du gerecht vor deinem Bräutigam erscheinest Schön sprach der Physiologus vom Pfau." (2005, 50f)

Seit dem Mittelalter gilt der Physiologus als das zentrale Referenzwerk für die Symbolsprache der Tiere in Dichtung, Kunst und Religion, und es verwundert nicht, dass sich seine größte Wirkung im Bereich der christlichen Ikonographie entfaltete. Die zoologischen Erläuterungen werden hier zum Medium, um Botschaften der Bibel zu verdeutlichen, so wie auch in der Bibel selbst insgesamt über 100 verschiedene Tierarten zum Teil gleichnishaft Erwähnung finden. So sagt Jesus zu seinen Jüngern: „Siehe, ich sende Euch wie Schafe unter die Wölfe. Darum seid klug wie die Schlangen und ohne Falsch wie die Tauben." (Matthäus 10, 16) Drei der vier Evangelisten werden von Tieren begleitet: Lukas vom Stier, Markus vom Löwen und Johannes vom Adler. Nach Jaffé (1988) gibt es auch für Christus verschiedene Tiersymbole, wie z. B. als Lamm Gottes, als Fisch oder als am Kreuz erhöhte Schlange. Nach Ansicht der Autorin weisen die Tierattribute darauf hin, dass auch der Sohn Gottes nicht nur mit einer überlegenen Geistnatur, sondern ebenso mit einer Instinktnatur behaftet erlebt wird.

> „Nicht nur das Geistige, auch das Naturhafte wird als numinös erlebt. Beides transzendiert die Ich-Persönlichkeit und wird darum dem Bereich des Göttlichen zugeordnet. Aber beide – Instinkt- und Geistnatur – gehören zur Ganzheit des Menschen, zum Selbst, und stehen daher in einer geheimnisvollen Beziehung: das weihnacht-

liche Bild der Geburt Christi im Stall (...) ist ein Symbol dieser polaren Zusammengehörigkeit." (Jaffé 1988, 238)

Die Höhlenmalerei der Steinzeit, die Verehrung von Tiergöttern im Altertum, die antiken Fabeln des Äsop, die Tierallegorien des Physiologus, sowie die Tiersymbolik in der Bibel deuten darauf hin, dass es etwas gibt, das uns Menschen über den reinen pragmatischen Nutzen von Nahrung, Bekleidung oder Fortbewegung hinaus mit den Tieren seit Jahrtausenden verbindet. Selbst in unserer heutigen technisierten Zeit erscheinen Bücher mit Titeln wie: „Welches Tier steckt in mir?" oder „Stell dir vor, du wärst ein Tier". Kartenlegesysteme, die sich an schamanistischen Ritualen orientieren, boomen.

Die besondere symbolische Aussagekraft, die Tiere für uns Menschen haben, soll an zwei konkreten Beispielen weiter verdeutlicht werden. In der Kinderpsychotherapie gibt es seit vielen Jahren das auf Brem-Gräser zurückgehende projektive Verfahren „Familie in Tieren". Die Kinder werden hier aufgefordert, ihre Familienmitglieder als Tiere zu zeichnen. Anhand der jeweiligen Tierart und ihrer Darstellung (Größe und Platzierung auf dem Zeichenblatt) vermittelt sich ein lebendiger Eindruck der, vom Kind oft noch unbewusst wahrgenommenen, Familienstruktur und der besonderen Position, die es selbst darin einzunehmen glaubt. Die jeweilige Zeichnung bietet Ansatzpunkte für vielfältige Gespräche sowohl mit dem Kind als auch mit seinen Eltern. Der Test entstand im Jahre 1950 aus einem Zufallsereignis heraus. Ein 11-jähriger Junge wurde aufgrund massiver Leistungsstörungen zur psychologischen Untersuchung in einer Erziehungsberatungs-Praxis vorgestellt. Nachdem die gängigen Testverfahren keinen Aufschluss über die Ursachen der Verhaltensauffälligkeiten brachten, bat die Psychologin den Jungen, aus einem spontanen Entschluss heraus, seine Familie einmal als Tiere zu zeichnen. Das Kind malte sich selbst als Laus im Fell seines als Löwen dargestellten Zwillingsbruders.

„Was mehrere Tests sowie Gespräche mit den Eltern, Lehrern und dem Buben selbst nicht verdeutlichen konnten, wurde evident bei der Betrachtung des Bildes: Der 11jährige, konstitutionell zarter als sein Zwillingsbruder, lebte von kleinauf so sehr im Schatten des Stärkeren, dass es ihm kaum gelang ein Eigendasein zu führen; wie ein Parasit von der Kraft, den Ideen und Anregungen des ‚Wirts' existierend, blieb er auf diese Weise unselbständig, passiv und unproduktiv." (Brem-Gräser 2006, 8)

Die hier geschilderte Evidenz, das unmittelbare Erkennen, in der Geburtsstunde des Tests „Familie in Tieren", belegt die tiefe symbolische Bedeutung, die Tiere für uns haben. Der Löwe als König der Tiere oder die Laus, die als winziger Parasit nur durch das Blut ihres Wirts überleben kann, sprechen eine eigene Sprache, die wir Menschen auch ohne Erklärungen verstehen.

In einem weiteren in den 1950er Jahren entwickelten projektiven Testverfahren für Kinder und Jugendliche, dem tiefenpsychologischen Zeichentest „Die verzauberte Familie" von Kos / Biermann (2002), erhielten die Probanden folgende Aufforderung: „Stell Dir vor, es kommt ein Zauberer und verzaubert *eine* Familie, und zwar alle Menschen dieser Familie, große und kleine". Überproportional häufig wählten die untersuchten Kinder Tiere zur Darstellung von verzauberten Familienmitgliedern. In 53,6 % der Fälle wurde der Vater durch ein Tier dargestellt, in 53,3 % der Fälle die Mutter. Wenn die Kinder sich entschieden hatten, die eigene Familie abzubilden, wählten 45,3 % ein Tier für sich selbst. Kinder unter 10 Jahren zeichneten sogar zu 40% reine Tierfamilien.

Interessant ist ein Vergleich der gewählten Tierarten bei Brem-Gräser und Kos / Biermann. Es finden sich bei den sieben am häufigsten genannten Tierarten für Vater und Mutter fünf Überschneidungen (Vater: Pferd, Elefant, Hund, Vogel, Löwe; Mutter: Vogel, Katze, Hase, Pferd, Hund). In beiden Untersuchungen assoziieren die Kinder also durchaus Ähnliches mit den gewählten Tierarten.

> „Stellvertretend für den Menschen in der Rolle des Erwachsenen steht das Tier dem Kinde, insbesondere in dessen früheren Jahren, sehr nahe. Noch der Erwachsene versucht, sich in das Tier hinein zu versetzen, indem er menschliche Gefühle und Eigenschaften in es projiziert. Sie sind, wie es die geschichtliche Überlieferung von Äsop bis Lafontaine zeigt, archetypisch determiniert." (Kos / Biermann 2002, 205)

Dieser archetypischen Determiniertheit von Tieren soll nun weiter nachgegangen werden. Wie im letzten Kapitel bereits erläutert, war es C. G. Jung, der aus einer umfangreichen Analyse, der in Träumen verwendeten Symbolik, die Existenz von Archetypen ableitete.Verena Kast (2007a) übersetzt in ihrem Buch über Grundlagen Jungscher Psychotherapie den Begriff „Symbol" unter Bezug auf das griechische Wort „symbolon" mit „Erkennungszeichen". Während ein Zeichen (z.B. ein Verkehrszeichen) nach Kast eine aufgrund von Konvention festgelegte Vereinbarung darstellt, die lediglich Stellvertreterfunktion einnimmt, sind Symbole durch einen Bedeutungsüberschuss gekennzeichnet, der nicht durch Übereinkunft einfach verändert werden kann. Jung selbst schreibt:

> „Das, was wir Symbol nennen, ist ein Ausdruck, ein Name oder auch ein Bild, das uns im täglichen Leben vertraut sein kann, das aber zusätzlich zu seinem konventionellen Sinn noch besondere Nebenbedeutungen hat." (Jung 1988, 20)

Nach Kast (2007a) ist ein Symbol eine Verdichtungskategorie, in der eine Fülle von Assoziationen gebunden ist. Ein Symbol und das dadurch Symbolisierte sind nach jungianischer Auffassung – obgleich niemals erschöpfend zu interpretieren – untrennbar miteinander verbunden. Als Beispiel für ein spontan entstandenes Symbol liefert Kast interessanterweise einen Vergleich aus dem Bereich der Tierwelt: Ein Seminarteilnehmer hatte während eines Vortrags gedankenverloren einen Ziegenbock nach dem nächsten auf seine Notizen gekritzelt und im anschließenden klärenden Gespräch Zugang zu einem ihn belastenden familiären Konflikt gefunden. (Im Märchen „Der Wolf und die sieben Geißlein" fehlt der alleinerziehenden Geiß der Ziegenbock, der ihr helfen könnte, die Geißlein vor dem Wolf zu schützen. Die Ehefrau des Zeichners hatte ihm am selben Morgen vorgeworfen, sie zu wenig bei der Kinderbetreuung zu unterstützen.) Und auch Kasts weitere Erläuterungen zum Symbolverständnis C. G. Jungs basieren zu einem großen Teil auf Traumanalysen, in denen Tiere als Symbole für das Wirken archetypischer Grundprinzipien vorkommen (z.B. Träume einer Patientin, in denen eine Kuh und ein Kälbchen zur Symbolisierung des Mutterarchetypus in Erscheinung treten). Selbst das Cover zu Kasts Buch „Die Dynamik der Symbole" (2007) zeigt die Zeichnung eines Mandalas, in dem in den vier Himmelsrichtungen jeweils ein Mensch mit Tieren abgebildet ist: im Osten mit Elefanten, im Süden mit Schlangen, im Westen mit Pferden und im Norden mit Vögeln.

In dem Beispieltraum einer Patientin, den Jung (1988) als Beleg für den Reichtum und die Eindringlichkeit der Symbolik der Traumsprache anführt, tritt wiederum das Bild der Kuh in Erscheinung: Eine Frau, die Jung als starrköpfig und mit törichten Vorurteilen behaftet charakterisiert, träumte, sie sei zu einem gesellschaftlichen Anlass eingeladen. Die Gastgeberin öffnete ihr die Tür mit den Worten „Ihre Freundinnen erwarten Sie schon" und führte sie zu einer Tür. Als die Träumerin den Raum betrat, befand sie sich in einem Kuhstall. „Die Frau wollte zunächst den Sinn des Traumes, der so direkt ihre Überheblichkeit bloßstellte, nicht zugeben; aber schließlich konnte sie doch nicht umhin, die Botschaft anzunehmen" (Jung 1988, 49). Jung spricht in diesem Zusammenhang auch von der komplementären oder kompensatorischen Funktion der Träume, die auf subtile Weise zu einem Ausgleich der psychischen Balance anregen. Für ihn sind Traumsymbole die wichtigsten Mitteilungsträger von den instinktiven zu den rationalen Teilen des menschlichen Geistes. Zur Beziehung zwischen Instinkten und Archetypen erläutert er:

> „Was wir Instinkte nennen, sind physiologische Impulse, die mit den Sinnen ‚außen' wahrgenommen werden. Gleichzeitig erscheinen sie aber auch ‚innen' in Phantasien und verraten ihre Gegenwart oft durch symbolische Bilder. Diese ‚inneren' Erscheinungen sind es, die ich als Archetypen bezeichne." (Jung 1988, 69)

Die instinktiven Persönlichkeitsanteile verweisen nach Jung sowohl auf unsere biologische als auch auf unsere geistige Verbindung zur Tierwelt.

> „Ich meine die biologische, prähistorische, unbewusste Entwicklung des Geistes im archaischen Menschen, dessen Psyche der des Tieres noch sehr ähnlich war. Diese unermesslich alte Psyche bildet die Grundlage unseres Geistes, so wie die Struktur unseres Körpers auf dem allgemeinen anatomischen Muster des Säugetieres beruht.

> Das geübte Auge des Anatomen oder des Biologen findet in unsrem Körper viele Spuren dieses ursprünglichen Musters." (Jung 1988, 67)

Nach Jung habe sich unser heutiges Bewusstsein allmählich von den Instinkten abgetrennt; diese könnten den Kontakt mit dem Bewusstsein nur noch auf indirektem Wege über die Sprache der Symbole herzustellen versuchen.

An dieser Stelle lässt sich vielleicht mehr und mehr erahnen, dass ein aus Tieren gebildetes Inneres Team verschiedene identitäts(ab)bildende Prinzipien gleichzeitig berücksichtigt. Ein Tier drückt immer auch etwas aus von unserer eigenen tierischen Natur – seien es unsere archaischen Triebe und Instinkte, die uns in unserer Sexualität, unserer Aggression, unserem Streben nach Dominanz, aber auch in unseren Bedürfnissen nach Brutpflege oder im Zusammenhalt und der Verteidigung unseres Familien-Rudels begegnen, oder sei es die manchmal fast spirituell anmutende Verbundenheit mit dem Leben an sich, die uns bei Naturbetrachtungen mit Ehrfurcht überkommen kann.

Wir finden in Tieren aber nicht nur eine Ausdrucksform für unsere eigenen tierischen, archaischen Anteile. Gleichzeitig können wir allzu Menschliches (nämlich unsere Schwächen), wie z. B. Angst auf den Hasen, Eitelkeit auf den Pfau oder Hinterlist auf den Fuchs projizieren, ebenso wie z. B. unsere Sehnsucht nach Stärke auf den Bären, nach Würde auf den Löwen oder nach Souveränität und Freiheit auf den Adler. Aus Sicht eines Zoologen allerdings ist ein Löwe nicht würdevoller als ein Krokodil, ein Hase nicht ängstlicher als ein Hamster und ein Adler nicht souveräner als ein Geier. Mithilfe der Projektionsfläche, die Tiere uns dennoch bieten, können wir unsere schambesetzten Eigenschaften oder Sehnsüchte eher wahrnehmen und annehmen. Diesen Umstand machte sich Äsop mit seinen Fabeln zunutze, auch wenn er seine Dichtkunst hinterher mit dem Leben bezahlte, welches ihm erzürnte Priester nahmen, weil er die damals noch als heilig geltenden Tiere in den „menschlichen Schmutz" zog.

Ein Tier an sich ist weder gut noch schlecht. Jedes Tier hat seine Daseinsberechtigung, ist faszinierend und liebens- oder zumindest achtenswert. Die tiefe Liebe und Fürsorge, die wir manches Mal schon von Kindesbeinen an einem Tier entgegenbringen, bietet eine besondere Chance zur inneren Versöhnung. Der Anblick eines verletzten Tieres löst bei vielen von uns eher tiefes Mitleid aus als der Anblick eines verletzten Mitmenschen. Unsere guten Eigenschaften werden so im Umgang mit Tieren eher aktualisiert als im Umgang mit unseren eigenen Artgenossen, die uns vielleicht als Konkurrenz, Bedrohung oder Belästigung erscheinen. Vielleicht mag unsere Faszination für die Tierwelt noch zugenommen haben, wenn man von den vielen Tiersendungen ausgeht, die auf nahezu allen Fernsehprogrammen zur besten Sendezeit tagtäglich laufen. Es ist leichter das Bild z. B. eines inneren Frosches (der ja auch zum Prinzen werden möchte) zu bejahen als die Vorstellung einer inneren Person namens „Feigling" oder „Glitschiges Ekelpaket". Selbst ein innerer Hai ist leichter anzunehmen (denn er kann nichts dafür, ein Hai zu sein, und wir müssen ihm helfen seine Kräfte konstruktiv einzusetzen) als z. B. eine innere Person namens „Der eiskalt über Leichen geht". Deshalb lassen sich „Löcher" und „blinde Flecke" in unserer Identität eher mithilfe von inneren Tieren bereinigen als über das Bild innerer (oft unsympathischer) Personen. In einem Inneren Team mit Tieren kann es auch keine Anteile geben, die als „böses Ich" zu bezeichnen wären – lediglich solche, die sich über einseitige oder falsche Beanspruchung deformiert haben. Ein solches Mitglied des Inneren Teams müsste vielleicht gezähmt werden, damit auch die anderen Teammitglieder überleben können. Jede erfolgreiche Zähmung basiert aber niemals nur auf Strenge und Gewalt, sondern auf Berücksichtigung der natürlichen Bedürfnisse und des Lebensraumes der betroffenen Art. Etwas von dem, das Schwartz (2007) als Rückführung der „inneren Familienmitglieder" zu ihrem wahren Potenzial bezeichnet, wird im Umgang mit inneren Tieren unmittelbar spür- und greifbar.

Tieren in Not gegenüber fällt es uns oft leicht, Mitgefühl auch ohne Schuldzuweisung zu entwickeln. Und genau diese wohlwollende innere Haltung benötigt der Weg der Individuation, verstanden als Selbstwerdung und Einswerden mit uns selbst, den Jung als Leitvision seines psychoanalytischen Ansatzes entwickelt hat.

> „Der therapeutische Prozess verstanden als ein Individuationsprozess, besteht im Wesentlichen darin, dass das Unbewusste und das Bewusstsein im Bereich der jeweils belebten Inhalte einander verbunden werden im Symbol." (Kast 2007a, 16)

Die Autorin nennt das Sich-Annehmen mit allen Stärken und Schwächen und das Bemühen um zunehmende Entwicklung von Autonomie als die beiden Kriterien, die eine fortschreitende Individuation kennzeichnen. Autonomie entsteht dann, wenn bewusstes Ich (die „Egopersönlichkeit" Jung 1988) und Unbewusstes miteinander in Dialog treten, um darüber zunehmend weniger Fremdbestimmung durch insgeheim wirkende unbewusste Anteile zu erreichen. Da sich bewusste und unbewusste Inhalte in den Symbolen vereinigen, fördert der therapeutische Einsatz von Tiersymbolen diesen Dialog in besonderer Weise.

Jung geht davon aus, dass der Individuationsprozess sich einerseits als subjektiver Integrationsvorgang darstellt, in dem der Mensch immer mehr Seiten von sich selbst kennen- und annehmen lernt. Andererseits beinhaltet Individuation auch einen intersubjektiven Beziehungsvorgang, da die Beziehung zum Selbst immer auch die Beziehung zum Mitmenschen umfasst. In diesem Sinne kann es keine wirkliche Autonomie geben ohne gleichzeitige Entwicklung von Beziehungsfähigkeit. Den subjektiven und intersubjektiven Komponenten der Individuation sei auch eine subjekt- und objektstufige Deutung von Symbolen verpflichtet. Bezogen auf die therapeutische Arbeit mit Tiersymbolen bedeutet dies, dass einerseits der subjektive Blickwinkel einer Person auf das von ihr gewählte Tier zu berücksichtigen ist und andererseits so etwas wie eine kollektive Sicht auf das betreffende Tier, in der auch seine archetypische Bedeutung zum Tragen kommt. Kapitel 8 wird sich dieser Frage weiter widmen.

Zum Abschluss dieses Kapitels sei ein mit inneren Tieren arbeitendes therapeutisches Modell vorgestellt, das der amerikanische Professor für Psychologie, E.S. Gallegos, in den 1980er Jahren unter der Bezeichnung „The Personal Totem Pole" („Indianisches Chakra-Heilen", 2004) entwickelte. Die auf Totempfählen der Indianer an der Nordwestküste Amerikas abgebildeten Tiere deutete er als Symbolisierung menschlicher „Energiezentren", sog. Chakras. Nachdem er erfolgreich mit seinen eigenen Chakra-Tieren in inneren Dialog getreten war, begann er diese Methode auch bei seinen Patienten anzuwenden. Nach einer kurzen Entspannungsanleitung bat er diese, einem Tier zu erlauben, aus ihrer Stirn, ihrer Kehle, ihrem Herzen, ihrem Solarplexus, ihrem Bauch oder ihrem Becken bzw. dem Ende ihrer Wirbelsäule zu kommen. Nachdem Gallegos zunächst nur mit diesen sechs Chakra-Tieren gearbeitet hatte (weil er bei sich selbst auch nicht mehr visualisiert hatte), begann er nach einem Jahr, eher aus einer Not heraus, auch das Scheitelchakra mit einzubeziehen: Ein Patient litt unter ausschließlich (selbst) vernichtenden, aggressiven inneren Tieren, und Gallegos wusste sich in dieser Situation nicht anders zu helfen, als ihn aufzufordern, direkt über seinem Kopf ein Tier in Erscheinung treten zu lassen. In diesem Falle erschien ein weißes Einhorn. Dieses siebte Chakra-Tier nannte Gallegos das Geisttier und verband damit mehr spirituelle Aspekte – vielleicht ähnlich dem höheren Selbst in Assagiolis Psychosynthese.

Die zu einer Person gehörenden Tiere werden in Gallegos Ansatz zwischendurch immer wieder eingeladen, sich an einem von ihnen gewählten Ort (z.B. einer Höhle oder einem Feld) zu versammeln, um gemeinsam über kritische Themen zu beratschlagen. Traumatisierungen aus der Kindheit werden aufgelöst, indem die Patienten in der Phantasie gemeinsam mit ausgewählten Tieren in die entsprechende Ursprungssituation zurückkehren, um das damals verletzte Kind zu trösten und zu beschützen. Teilweise ergibt sich aus den innerseelischen Veränderungs-Prozessen auch, dass die Tiere selber ihren Charakter oder ihre äußere Gestalt verändern (eine Taube z.B. zum Adler oder ein Drache zu einem geflügelten Pferd wird). Dabei erscheinen bei Gallegos die inneren Tiere eher als die Mentoren und Anführer der Person. Sie bestimmen über den Verlauf der Therapie und denken sich zum Teil sogar Strafaufgaben für ihren Besitzer aus, wenn sie sich von ihm vernachlässigt fühlen. Dieser erscheint selbst weniger als ordnender „Teamchef“, sondern eher als jemand, der die Botschaften der Chakra-Tiere verstehen und umsetzen muss. So erklärt sich auch, dass Gallegos seine therapeutische Aufgabe weitgehend auf die Entspannungsanleitung und die Aufforderung zur Tier-Visualisierung beschränkt sieht, da der Rest der Stunde darin besteht, dass der Patient sich in der Phantasie mit seinen Tieren unterhält bzw. beobachtet, wie diese über ihn beratschlagen.

> „Ich erforschte die Chakra-Tiere weiterhin mit jedem Patienten, der dafür geeignet schien, und war tief bewegt von der Art und Weise, wie die Tiere agierten. Sie schienen die inneren Dimensionen des Menschen zu kennen, hatten Zugang zu Informationen, die weder ich noch der Patient kannten, sie wussten, in welchem Tempo die Therapie ablaufen und wann neues Material eingeführt werden musste, sie wirkten auf sehr subtile und geschickte Weise ein. Außerdem waren sie sehr humorvoll. Sie waren die geschicktesten Therapeuten, die mir je begegnet waren. Sie kümmerten sich nicht nur darum, dass der Patient geheilt wurde, sondern auch, dass er seine Ganzheit erlangte." (Gallegos 2004, 41)

Hier wird deutlich, dass die Chakra-Tiere für Gallegos nicht nur Symbole für Persönlichkeitsanteile sind, sondern – mit besonderer Weisheit und eigener Autonomie ausgestattet – den Entwicklungsweg des Patienten zu steuern vermögen. Ganz bewusst nimmt der Autor Bezug auf indianische und schamanistische Traditionen, mithilfe von Tieridentifikation persönliche Wandlung zu erfahren (Gallegos 2004, 35). In dieser Hinsicht unterscheidet sich sein Ansatz von der im Inneren Team mit Tieren praktizierten Vorstellung, Tiersymbolik ausschließlich als Metapher und Projektionsfläche für innere Anteile und die damit oft einhergehende innere Zwiespältigkeit zu betrachten. Interessant sind die Gemeinsamkeiten zwischen beiden Modellen. Genau wie Gallegos ging auch ich (inspiriert durch Virginia Satirs Sechs-Figuren-Technik) zunächst von sechs inneren Tieren aus. Erst im Verlaufe weiterer Anwendungen ergab sich die Idee zum „magischen 7. Tier" (s. Kapitel 6). Eine weitere Parallele stellt die Versammlung der inneren Tiere dar, die dafür Sorge trägt, dass jeder im Team Gehör findet und Interessenkonflikte ausgehandelt werden können. Während sich diese Prozesse bei Gallegos ausschließlich in der Fantasie seiner Patienten abspielen, bietet das Innere Team mit Tieren die Möglichkeit, die Beziehungsdynamik mit realen Tierfiguren abzubilden. Elemente des Psychodramas und der systemischen Aufstellungsarbeit können so integriert werden. Das folgende Kapitel wird sich mit der theoretischen Verankerung und Einordnung des Inneren Teams mit Tieren, im Rahmen der bisher vorgestellten sowie ergänzender Theorie- und Handlungsmodelle, beschäftigen.

5 Wie es sich verortet und wo man es ansiedeln kann: Theoretische Grundlegung des therapeutischen Modells

Dieses Kapitel soll das Innere Team mit Tieren im Rahmen psychologischer und psychotherapeutischer Theorie- und Handlungsmodelle klarer positionieren. C. G. Jungs Konzept der Archetypen lieferte die theoretische Grundlage, um Tiersymbole hinsichtlich ihrer Bedeutung für den menschlichen Reifungsprozess zu bewerten. Die durch Jung geprägte tiefenpsychologische Sichtweise kann auch als Basis des hier vorgestellten Therapiemodells angesehen werden. Das Verständnis der Begriffe „Ich" und „Selbst" war in den verschiedenen Ansätzen, die sich mit der Existenz von Teilpersönlichkeiten beschäftigen, als uneinheitlich identifiziert worden. Jung unterscheidet zwischen dem bewussten Ich und unbewussten Persönlichkeitsanteilen. Letztere sind (wie in Kapitel 3 ausgeführt) geprägt durch die Archetypen – mit dem Selbst als zentralem Archetypus – und durch die Komplexe, als negativ getönte Inhalte des Unbewussten, die jeweils durch gleiche Emotionen und einen gemeinsamen Bedeutungskern (Archetyp) miteinander verbunden sind. Jung geht davon aus, dass die verschiedenen Komplexe ein – Teilpersönlichkeiten ähnliches – Eigenleben in der Psyche eines Menschen führen. Der zentrale Komplex ist der Ich-Komplex, der durch Selbstwertzweifel bzw. problematische Erfahrungen und Gefühle in Bezug auf den eigenen Selbstwert gespeist wird (Kast 2007 a). Ich und Selbst sind in gegenseitiger Fundierung miteinander verbunden in der Form, dass hinter dem Ich der Archetyp des Selbst steht, und das Selbst sich aber nur mithilfe des Ich verwirklichen kann.

Überträgt man diese Leitgedanken auf das Innere Team mit Tieren, so kann der „Teamchef" als das bewusste Ich identifiziert werden, das eine angemessene oder aber auch eine verzerrte „Wahr-Nehmung" von sich selbst haben kann. Gleichzeitig wirken auf unbewusster Ebene archetypische Bilder, z. T. in Form von Komplexen, auf die Gesamtpersönlichkeit ein, die das Ich, je nach Bedrohlichkeit, abzuwehren versucht, um sein Selbstwertgefühl nicht zu gefährden. Da sich nach Jung Unbewusstes über die Symbolsprache mitteilt, können die im Inneren Team mit Tieren verwendeten Tiersymbole auch als Ausdruck der, in einer Person unbewusst wirkenden, archetypisch bzw. komplexhaft bedingten Anteile betrachtet werden.

> „Symbole sind sowohl Ausdruck der Komplexe als auch Verarbeitungsstätte der Komplexe. In den Symbolen werden die Komplexe sichtbar, in den Symbolen fantasieren sich die Komplexe aber auch sozusagen aus." (Kast 2007b, 19)

In dieses Denkmodell lassen sich die von anderen Autoren thematisierten Sichtweisen von Teilpersönlichkeiten integrieren. Einzelne Komplexe können ebenso durch widersprüchliche soziale Rollen determiniert sein (Assagioli 1993) wie durch Konflikte zwischen Topdog und Underdog (Perls 1987 oder Bach/Torbet 1985) oder durch introjizierte kritische Eltern-Ich-Anteile (Goulding 2005 oder Hal/Sidra Stone 2000). Innere Multiplizität gehört allein schon aufgrund der unterschiedlichen Archetypen zum Naturell eines jeden Menschen (wie von Schwartz und Satir angenommen). So ist es z.B. für jede Frau eine Herausforderung, sich mit dem Mutterarchetyp bzw. mit Bedeutung und Wert ihres Frau-Seins in dieser Gesellschaft auseinander zu setzen (gleichgültig, ob sie in ihrem Leben Kinder geboren hat oder nicht) und sich gleichzeitig dem Animus, als ihrer eigenen männlichen Seite, zu stellen.

Die einzelnen Tiere des Inneren Teams können somit auch als Symbole für verschiedene Archetypen (z.B. der Held, die Mutter, Anima/Animus, das innere Kind) angesehen werden, die je nach innerpsychischer Konfliktlage als Komplexe in Erscheinung treten. Da wir unsere eigene archetypische Gebundenheit nicht auflösen können, geht es nicht darum, die Tiere des Inneren Teams wie ein „böses Ich" zu vertreiben, sondern sie bewusster wahr- und anzunehmen und miteinander zu integrieren. Der zentrale Archetyp des Selbst erfährt über diesen Prozess etwas von der angestrebten Selbstwerdung, die Jung als Ziel fortschreitender Individuation ansieht.

Neben dieser theoretischen Verortung des Inneren Teams mit Tieren auf der Basis des psychoanalytischen Denkens C.G.

Jungs ist es notwendig weitere Theorie- und Handlungsmodelle einzubeziehen. Die unterschiedlichen Psychotherapie-Schulen fokussieren häufig etwas getrennt voneinander, das eigentlich zusammengehört. Tiefenpsychologisches sagt viel über unbewusste Prozesse, innere Konflikte und das Wirken der Abwehrmechanismen aus. Lerntheoretisches untersucht, wie ein Verhalten aufrecht erhalten oder gelöscht wird. Systemisches betrachtet eine psychische Störung in der Interdependenz und Komplexität ihres Beziehungsgeflechts. Humanistisches betont die lebendige Begegnung zwischen Therapeut und Patient und vermittelt auch auf einer pädagogischen Ebene Zielvorstellungen in Richtung Selbstverantwortlichkeit und Autonomie. Diese verschiedenen Sichtweisen werden auch bei der Arbeit mit dem Inneren Team mit Tieren berücksichtigt.

Vieles von dem, was Schulz von Thun, aber auch die von ihm genannten Literaturquellen, über die therapeutische Arbeit mit Teilpersönlichkeiten geschrieben haben, resultiert aus Ansätzen der Humanistischen Psychologie. So entsprang dem unkonventionellen Denken Fritz Perls das Auseinander-Setzen von personifizierten Persönlichkeitsanteilen auf verschiedene Stühle. Diese Stuhl-Technik findet sich auch bei Schulz von Thun, Schwartz sowie Hal und Sidra Stone. Die Transaktionsanalyse, die vor allem in die Modelle von Goulding und Bach und Torbet eingeflossen ist, basiert ebenfalls auf dem Menschenbild der Humanistischen Psychologie.

Zusätzlich sei hier ein weiteres Therapiemodell berücksichtigt, das sogar als Ursprung des humanistischen Ansatzes betrachtet werden kann. Bereits 1915 veröffentlichte der Begründer des Psychodramas, Jacob L. Moreno, eine Schrift mit dem Titel „Einladung zu einer *Begegnung*" – dem zentralen Begriff der Humanistischen Psychologie. Moreno thematisierte auch erstmalig das Konzept der Empathie, das später von der Gesprächspsychotherapie aufgegriffen wurde. Die Gestalttherapie übernahm das Prinzip des „Hier und Jetzt" und andere methodische Elemente, wie z.B. den Rollentausch. Im Psychodrama werden nicht nur Personen aus dem Lebensumfeld des Protagonisten, sondern auch widerstreitende eigene Gefühle (dargestellt durch Gruppenmitglieder) spielerisch in Dialog gebracht und wie in einem Theaterstück inszeniert. Der Therapeut handelt ähnlich wie ein Regisseur, der nicht selbst als Akteur auf der

Bühne in Erscheinung tritt, sondern aus dem Hintergrund Regieanweisungen gibt. Das Psychodrama vermittelt dem Klienten eine Möglichkeit, in lebendigen Austausch mit sich selbst, seinen Wahrnehmungen und Projektionen zu kommen. Das Sich-Hineinversetzen in andere Personen im Rollentausch – dabei teilweise über sich selbst und seine Wahrnehmungsverzerrungen lachen zu können oder von anderen Menschen gespiegelt zu werden – das sind nur einige Elemente, die persönliches Reifen und die Auflösung von quälenden inneren Konflikten im Psychodrama ermöglichen. Beim Einsatz des Inneren Teams mit Tieren liefert der psychodramatische Ansatz vor allem durch seine zentralen therapeutischen Elemente – Rollentausch, Doppeln und Spiegeltechnik – wertvolles Inventar zum Umgang mit den Tiersymbolen.

Wenn ich mich in ein anderes Wesen hineinversetze, quasi für einen Moment seine Identität annehme, bin ich gleichzeitig aufgefordert, meine eigene Identität und das Gebundensein an mein eigenes Bewertungssystem für diesen Moment aufzugeben. Ich betrachte die Welt und meine Existenz mit den Augen dieses anderen Wesens. Der Perspektivwechsel lässt andere Dinge in den Vordergrund treten und bringt eine neue Sichtweise auf mögliche Probleme, die uns ja oft erst aus Rollenkonfusion, der Verstrickung zwischen den verschiedenen sozialen Rollen und gesellschaftlichen Erwartungen, die an uns gestellt werden, erwächst. Wenn die Fähigkeit zum inneren Rollentausch trainiert wird, übt man gleichzeitig das eigene Festgefahrensein zu transzendieren und mit neuen möglichen Sichtweisen zu experimentieren. Daraus erklärt sich, dass Menschen, die schon einmal an einer Psychodramagruppe teilgenommen haben, so häufig von einem Zuwachs an Lebendigkeit, Spontaneität und Kreativität berichten. In der Arbeit mit dem Inneren Team mit Tieren achte ich deshalb in meinen Anleitungen auf einen wirklichen Rollentausch. Es ist ein Unterschied, ob ich frage: „Was sagt der Löwe?“ oder ob ich sage: „Stell dir vor, du wärest dein innerer Löwe. Wie fühlt sich das an, ein Löwe zu sein? Werde jetzt in deiner Fantasie zu dem Löwen und berichte, was du zu sagen hast“.

Wenn Menschen Schwierigkeiten haben, diesen Rollentausch zu vollziehen, kann ich mithilfe des Doppelns Unterstützung leisten. Dabei versetze ich mich selbst in den inneren Löwen meines Gegenübers und formuliere, was mir aufgrund meiner Einfühlung (Moreno nannte das „Tele") zu Bewusstsein kommt. Wenn ich dabei falsch liege, kommt ganz schnell: „Nee, das sagt der Löwe aber gar nicht. Der sagt: …", und schon ist über die Technik des Doppelns der Rollentausch des Klienten auf den Weg gebracht.

Wenn man im Psychodrama den Protagonisten anleiten möchte, seine eigene Situation einmal mithilfe des bewussten Ich, also mit weniger Anhaftung und Verstrickung, zu betrachten, benutzt man die Spiegeltechnik. Dafür stellt man sich gemeinsam mit ihm außerhalb der Bühne hin, während die Gruppenmitglieder als Hilf-Ichs die Szene weiter durchspielen. Von außen betrachtet, ist es leichter, das Geschehen und mögliche Handlungsalternativen nüchtern zu beurteilen. Nichts anderes geschieht, wenn ich Klienten frage, wie ihr Teamchef die Lage und das, was zu tun ist, um die verschiedenen Bedürfnisse der Teammitglieder abzugleichen, einschätzt. Auch wir betrachten dann gemeinsam die Szenerie aus der Perspektive des bewussten Ich.

Die Bedeutung systemischen Denkens beim Einsatz des Inneren Teams mit Tieren leitet sich ebenfalls aus Schulz von Thuns Grundkonzeption ab. Er schreibt, dass er mit seinem Ansatz humanistisches Denken (verbunden mit dem „Ideal einer autonomen und sich verwirklichenden Persönlichkeit", S. 16) und systemisches Denken (verbunden mit der „Erkenntnis, dass der Mensch nur als Teil eines Ganzen seine Identität gewinnt", S. 16) miteinander aussöhnen und vereinen will. Ausgehend von dem Gedanken, dass gute Kommunikation nur in Übereinstimmung mit sich selbst und den Gegebenheiten der Situation erfolgen kann, also sowohl identitätsgemäß als auch systemgerecht sein muss, beschäftigt sich Schulz von Thun mit Möglichkeiten der Ausbalancierung zwischen den beiden Polen.

> „Die damit verbundene ‚duale' Ethik setzt auf eine doppelte Pflicht: zum Gelingen des Ganzen beizutragen, von dem der Mensch ein Teil ist – und zum Gelingen des Ganzen beizutragen, das er selbst ist! In dem Maß, wie diese doppelte Dienstpflicht nicht (nur) in mühsamen Kompromissen eingelöst wird, sondern so dass das eine im anderen mitverwirklicht ist, dass ‚Selbstverwirklichung' und

‚Hingabe' nicht nur als Gegensatz, sondern als einander bedingende und befördernde Prinzipien gelebt werden – in dem Maß dürfen wir von einer gelungenen Existenz sprechen." (Schulz von Thun 2007, 16)

In den Begriffen „Selbstverwirklichung" und „Hingabe" klingt eine der beiden Polaritäten an, die Fritz Riemann in seinem Buch „Grundformen der Angst" beschrieben hat, und die von mir (Mertens 2008) im Rahmen eines Therapiemodells weiter aufgegriffen worden sind. (Kapitel 6 zeigt beispielhaft auch die Integration von Riemanns Ansatz in das Innere Team mit Tieren.) Systemisches Denken spielt bei Schulz von Thun aber allein schon deshalb eine Rolle, weil er Inspiration für sein Kommunikationsmodell über die Familientherapeuten Virginia Satir und Richard C. Schwartz erhielt. Satirs „Sechs-Figuren-Technik" und Schwartz' „Systemische Therapie mit der inneren Familie" gaben auch mir wichtige Impulse, um das System des Inneren Teams in seiner Gruppendynamik zu erfassen und seine Kommunikationsstrukturen zu analysieren. Fragen nach dem Machtgefälle (Wer unterdrückt wen?), der Beziehungsstruktur (Wer mag wen?) und möglichen Außenseitern (Wer wird wie von wem verbannt?) werden hier relevant. Weiterhin ergeben sich im Rahmen des Inneren Teams mit Tieren Parallelen zur systemischen Aufstellungsarbeit. Die Positionierung der Tiere zueinander verdeutlicht auch das emotionale Beziehungsgeflecht zwischen den inneren Anteilen und gibt gleichzeitig Möglichkeiten, über Positionsveränderungen erstarrte Beziehungen zu lockern und einem lebendigen Miteinander zuzuführen.

Lerntheoretische Überlegungen werden beim Einsatz des Inneren Teams mit Tieren zum einen dann bedeutsam, wenn es um die Zähmung einzelner übergriffiger innerer Tiere oder das „Shaping", den Aufbau neuen, konstruktiven Verhaltens, geht. Kein Mensch kann sein Verhalten einfach von heute auf morgen ändern; weder Einsicht und schon gar nicht Druck von außen geben genügend Veränderungs-Motivation, denn gleichzeitig existieren auch immer „gute Gründe", die das störende Verhalten veranlasst und aufrecht erhalten haben. Hier bietet die Verhaltenstherapie ein reichhaltiges Inventar, um die gewünschten Verhaltensformung zu erzielen. Über solchen durch den Teamchef (das bewusste Ich) angeführten Veränderungsprozess wird etwas gestärkt, das als „Selbstwirksamkeitserwartung“ bezeichnet wird und als eine der wichtigsten Determinanten des Verhaltens, somit auch als bedeutsamer therapeutischer Wirkfaktor gilt. Der Begriff „Selbstwirksamkeit“ (self-efficacy) wurde ursprünglich von Albert Bandura (ein Vertreter der kognitiven Verhaltenstherapie) im Rahmen seiner Theorie sozialen Lernens eingeführt. Selbstwirksamkeit als Glaube an die eigene Fähigkeit, die Anforderungen der Umwelt zu bewältigen (Zimbardo), wächst in dem Maße, wie wir positive Erfahrungen nicht dem Zufall oder anderen Instanzen, sondern unserer eigenen Kompetenz zuschreiben. Je mehr wir Herr im eigenen Haus sind bzw. je weniger wir unserem inneren Stimmengewirr ausgeliefert sind, desto mehr potenzieren sich unsere Kräfte, und wir können uns auch im Außen zielgerichteter für unsere Interessen einsetzen.

6 Wie man es nutzen kann: Darstellung unterschiedlicher therapeutischer Anwendungen

Allgemeines

Das Innere Team mit Tieren liefert ein psychotherapeutisches Instrument mit großer Variationsbreite. Zunächst einmal gibt es dem in Beratung, Psychotherapie oder Supervision Tätigen eine Möglichkeit zum Selbstcoaching, die auch in jedem Fall genutzt werden sollte. Nur wenn eine Methode „am eigenen Leib erfahren wird", kann man sie überzeugend und angemessen im Umgang mit anderen Menschen einsetzen. Die möglichen „Fallstricke" und „Hintertüren" sind dann eher vertraut; man kann das Instrument lebendig darstellen und nicht wie eine aus dem Chinesischen übersetzte Bedienungsanleitung. Die Eigenanwendung gibt zudem die Möglichkeit, eventuellen „blinden Flecken" (mal wieder) auf die Schliche zu kommen – eine regelmäßige Pflichtübung für jeden Menschen, der sich mit der Psyche anderer Menschen beschäftigen möchte. Psychotherapeutische Tätigkeit rührt die ganze Palette möglicher Gegenübertragungsphänomene an. Je stärker ein Klient in seiner Selbst- und Fremdwahrnehmung beeinträchtigt ist, desto mehr wird er seine eigenen blinden Flecke und seine entsprechenden Bedürfnisse nach Symbiose, Grandiosität, Verachtung oder Bewunderung auf uns projizieren. Wir werden dann vielleicht (gemäß unserer eigenen Persönlichkeitsstruktur) dazu neigen, uns den einen oder anderen der dargebotenen „Schuhe anzuziehen". Wenn es gut läuft, haben wir im eigenen inneren Team oder zumindest in unserem Teamchef eine Instanz, die uns warnt und uns hilft, die Tendenz zur Gegenübertragung wahrzunehmen und uns nicht in ihr zu verlieren. Nur wenn ich meine eigenen Introjektionen und Projektionsneigungen (er)kenne, kann ich vermeiden, sie unbewusst auf andere Menschen zu übertragen. Insbesondere die Aufgabe, sich zwischen Selbstzweifeln und Selbstüberschätzung immer wieder auszubalancieren, wird durch die Auseinander-Setzung im eigenen Inneren Team effektiv unterstützt.

In der Eigenanwendung begegnen uns auch selbst die Fragen, die später von Klienten eventuell gestellt werden, z.B. „Wieso soll ich denn gerade sechs Tiere auswählen und nicht mehr oder weniger?“ oder „Soll ich jetzt die Tiere raussuchen, die ich mag, oder die, die andere mir vielleicht geben würden oder die, die ich gerne wäre oder die, die ich wahrscheinlich bin?“ oder „Woher weiß ich denn, dass das jetzt wirklich meine richtigen inneren Tiere sind?“ oder „Weshalb kann ich mir nicht immer wieder neue Tiere aussuchen? Es kann doch nicht sein, dass ich auf diese sechs Tiere festgelegt sein soll!“. Diejenigen, die Schulz von Thuns Buch zum Inneren Team gelesen haben, könnten fragen: „Was ist denn jetzt der Unterschied zu Schulz von Thun? Bei dem gibt's doch ganz viele verschiedene innere Teammitglieder, die von Situation zu Situation wechseln.“

Zur Anzahl der Tiere des Inneren Teams lässt sich sagen, dass es sicherlich möglich wäre, mehr oder weniger als sechs herauszusuchen, dass sechs Tiere aber eine optimale Anzahl darstellen. Zum Ersten handelt es sich dabei um eine gerade Zahl, die sich durch zwei teilen lässt und deshalb das Patt, das wir bei manchem inneren Konflikt so quälend empfinden, gut abbilden kann. Dass die innere Vielfalt mehr als nur zwei bzw. vier Tiere umfasst, wird durch die bisherigen Ausführungen belegt und lässt sich unmittelbar nachvollziehen. Bei acht und mehr Tieren kämen wir dagegen in einen eher inflationären Bereich, bei dem die Trennschärfe zwischen den einzelnen Anteilen ungenauer wird und sich Schwierigkeiten ergeben, noch klar zu erkennen, worin sich die einzelnen Stimmen genau voneinander unterscheiden (vgl. Kapitel 3). Andererseits fällt es manchen Menschen schwer, überhaupt mehrere innere Anteile zu identifizieren. Sie benötigen keine maximale Obergrenze, sondern eine Untergrenze, die sie gerade noch bewältigen können, damit sie die Aufgabe nicht von vornherein verweigern.

Zum Zweiten gibt es in der Gedächtnispsychologie das Phänomen der „chunks“. Dabei handelt es sich um Informationseinheiten (z.B. Telefonnummern, Wortserien, Gliederungspunkte), die unser Kurzzeitgedächtnis bis zu einer Anzahl von sieben noch gut speichern und „zusammenhängend verdauen“ kann. Da es im Konzept des Inneren Teams mit Tieren das „magische 7. Tier“ gibt, das man zusätzlich wählen kann, wird auf diese Weise gerade die Anzahl der mental noch gut zu verarbeitenden chunks erreicht. Es wird damit auch verhindert, dass ich in einer schwierigen Situation da stehe und überlege, welches waren noch mal meine Tiere. Ich weiß, da waren noch zwei ganz wichtige, aber gerade die fallen mir jetzt nicht mehr ein.

Zum Dritten übernahm ich die Zahl sechs aus Virginia Satirs „Sechs-Figuren-Technik“ (s. Kapitel 1), die in dem Buch von Leveton „Mut zum Psychodrama“ beschrieben war, und die ich in verschiedenen Therapie- und Selbsterfahrungsgruppen eingesetzt hatte. Die Auswahl von sechs Gruppenmitgliedern, die als berühmte Gestalten eine spontane Stehparty gestalteten, hatte stets eine facettenreiche Gruppendynamik ergeben, die als Ausdruck der inneren Dynamik des Protagonisten anzusehen war. Vielleicht hatten ähnliche Überlegungen, wie die soeben von mir genannten, Virginia Satir dazu gebracht, ausgerechnet sechs Figuren für eine Persönlichkeit zu wählen. Wirklich erstaunt war ich, als ich bei Stephen Gallegos’ „Indianischem Chakraheilen“ erfuhr, dass auch er über die Zuordnung von Tieren zu unseren Chakras zunächst auf sechs und dann auf sieben innere Tiere gekommen war. Er wählte einen ganz anderen Zugang und kam zum gleichen Ergebnis, was ich nur so deuten kann, als dass die Zahl sechs (bzw. sieben) für unser eigenes inneres System richtig und angemessen ist, weil Vielfalt und Überschaubarkeit in einem optimalen Verhältnis zueinander stehen.

Zur Frage nach den Kriterien, die man anlegt, um ein Tier für sich auszuwählen, lässt sich folgendes sagen: Die Tiere des Inneren Teams spiegeln innere Vielfalt und Zwiespältigkeit in jedem Fall wieder. So wie die Symbolik unserer Träume uns „verrät“, selbst wenn wir gar nicht damit rechnen, ist es auch nicht möglich, sich hinter den ausgewählten Tieren zu verstecken. Bei Fragen wie: „In welchem Tier findest du dich wieder?“, „Mit welchem Tier kannst du dich identifizieren?“ oder „Welches Tier spiegelt Eigenschaften, die du bei dir selbst wahrnimmst?“, wird zumindest im anschließenden Gespräch deutlich, welche Persönlichkeitsanteile sich zu Wort gemeldet haben. Auch die Gegenfrage: „Soll ich Tiere auswählen, die ich gerne mag?“ kann man getrost bejahen, denn das, was man mag oder bewundert, zeigt vieles von dem, was man selbst ist. Wenn es in Wahrheit um ein Wunschdenken geht, bei dem man sein ideales Ich mithilfe der Tiere zu präsentieren bzw. ungeliebte Anteile zu verstecken versucht, kommt bei der Frage: „Was von dir selbst verbindest du mit diesem Tier?“ zunehmend zum Ausdruck, wie weit man von den entsprechenden Qualitäten in Wirklichkeit noch entfernt ist. Auch und gerade darin liegt ein Ansatz, um in einen inneren Klärungsprozess, bzw. die Auseinandersetzung zwischen bewussten und unbewussten Anteilen, einzusteigen. Weitere Informationen über den „wahren Charakter“ der ausgewählten Tiere erhält man, indem man die einzelnen Tiere im Team befragt, was sie von den anderen jeweils denken. Wenn einer im Team „blufft“, kommen dann ganz schnell Aussagen wie: „Der hält sich wohl für was Besseres“, „Das ist ein Angeber“, „Der gehört gar nicht wirklich zu uns“. Hier gilt manchmal das Sprichwort „Kindermund tut Wahrheit kund“, denn oft verbirgt sich hinter den sechs ausgewählten Tieren an zumindest einer Stelle das authentische Kind, das man früher einmal gewesen ist. Ebenso können Eltern-Ich-Anteile in Erscheinung treten, die den Bluff anderer Teammitglieder nach strengen Maßstäben be- und ggf. verurteilen. Hat man aber das Glück, in seinem Team bereits reifer entwickelte Erwachsenen-Ich-Anteile zu beherbergen, werden diese ohne Abwertung vielleicht etwas dazu äußern, wenn eines der Tiere lediglich auf der Basis von Wunschdenken des Teamchefs, seine Position in der Mannschaft zugewiesen bekommen hat.

Die Frage nach Konstanz und Stabilität der einmal ausgesuchten Tiere, das heißt die Frage, weshalb man sich nicht immer wieder neue Tiere aussuchen kann, möchte ich so beantworten: Ich bin davon überzeugt, dass die gewählten Tiere ohnehin die innere Dynamik abbilden, die sich durch individuelle Temperamentsfaktoren, die Persönlichkeitsstruktur mit den damit verbundenen Abwehrmechanismen sowie Erinnerungen an prägende Einzelerlebnisse entwickelt hat. Dieses innere Muster findet seinen Ausdruck in der besonderen Zusammensetzung des Tiere-Teams. So wie Träume immer wieder auf die gleiche (vielleicht unverarbeitete) Psychodynamik hinweisen, wenn auch mit unterschiedlichen symbolischen Szenen, werden auch unterschiedliche Tiere, die man sich immer wieder neu aussucht, letztendlich auf dasselbe innere Muster verweisen. Es würde sich deshalb einfach gar nicht lohnen, immer wieder neue Tiere auszusuchen und ihren Symbolcharakter zu entdecken, weil man doch wieder nur bei sich selbst landen kann, und die Nachhaltigkeit, mit der man die einzelnen Tiere im Alltag in ihrer Wirkweise besser kennenlernen kann, verflacht. Genau diese Verflachung sehe ich auch bei den vielen verschiedenen, situationsabhängig variierenden Mitgliedern des Inneren Teams, die Schulz von Thun beschreibt. Was nützt es mir, wenn ich zwischen einem „Mr. Smalltalk“ und einem „Locker flockigen Sunnyboy“ unterscheide, die letztlich beide auf denselben inneren Anteil verweisen, der sich für andere Menschen „zum Affen macht“? Hier fühle ich mich sehr viel mehr mit E. S. Gallegos verbunden, dessen Chakra-Tiere auch nicht immer wieder neu bestimmt werden, da sie zutiefst mit dem Wesen der jeweiligen Person verbunden sind. Wohl aber können die einzelnen Tiere sich bei ihm über den Prozess der Persönlichkeitsentfaltung ebenfalls entfalten und weiter entwickeln, z. B. eine Taube zum Adler werden oder ein Drache zu einem geflügelten Pferd. Das „magische 7. Tier“ wird im Inneren Team mit Tieren genutzt, um solche Prozesse der Persönlichkeitsentfaltung und -erweiterung anzuregen. Das weitere Procedere für die Nutzung des Inneren Teams mit Tieren ergibt sich aus den nun folgenden Erläuterungen zur Anwendung der Methode in der Einzeltherapie.

Das Innere Team mit Tieren in der Einzeltherapie

Ich bringe das Innere Team mit Tieren in fast jeder Einzelarbeit zumindest ansatzweise zum Einsatz. Vor allem Situationen, in denen Menschen sich selbst rat- oder fassungslos gegenüber- oder neben sich stehen, das eigene Verhalten nicht mehr nachvollziehen können, eignen sich besonders zum Einsatz der Methode. In diesem Kapitel werde ich weniger den „Normalfall“ der Nutzung des Inneren Teams mit Tieren schildern (denn das habe ich schon in Kapitel 2), sondern mich auf diejenigen „Umwege“ konzentrieren, die manchmal notwendig oder hilfreich für einen kreativen Umgang mit dem Material sind. Personen, die sich zum ersten Mal an mich wenden, tun das meistens aus einer akuten Problematik heraus. Irgendetwas in ihrem Leben ist so viel zuviel geworden, dass sie nicht mehr glauben, es alleine bewältigen zu können. Während der Anfangskontakt dem Kennenlernen, einem ersten Sondieren der Problematik sowie der

Darstellung der aktuellen Lebenssituation vorbehalten bleibt, kann das Innere Team mit Tieren schon bald nach der vertrauensvollen Entscheidung, miteinander arbeiten zu wollen, eingesetzt werden. Für diesen Zweck frage ich, ob mein Gegenüber etwas ausprobieren möchte, das helfen kann, den therapeutischen Prozess bzw. die Klärung der Lebenssituation und der bestehenden Konflikte zu unterstützen. Noch niemals hat jemand sich an dieser Stelle verweigert. Jeder war neugierig zu erfahren, um was für eine Methode es sich dabei wohl handeln möge.

Mit folgenden Worten führe ich in die Methode ein:

„Schauen Sie sich einmal all diese Tiere an und lassen Sie sie auf sich wirken. Vielleicht fühlen Sie sich von einzelnen ganz besonders angesprochen, während andere Ihnen eher gleichgültig sind. Wenn Sie sich nun vorstellen, Sie selbst wären ein Tier, mit welchem von diesen hier könnten Sie sich identifizieren?"

An dieser Stelle erfolgt meist eine Reaktion des leicht amüsierten, belustigten, auch ungläubigen Staunens über das ungewöhnliche und eher kindliche Arbeitsmaterial. Da aber in jedem von uns auch noch das Kind wohnt, das wir früher einmal waren, ist regelmäßig auch die Freude zu erkennen, die einzelnen Tierfiguren zu berühren und näher zu betrachten. Während vor allem Frauen sich ganz ernsthaft „an die Arbeit machen", um die gestellte Aufgabe zu erfüllen, sind es gerade die Männer, die mit kindlicher Begeisterung all die tollen Figuren betrachten, mit denen sie vielleicht selber als kleine Jungen gern gespielt hätten. Aus solcher Begeisterung heraus ist es auch leichter, sich mit einzelnen Tieren zu identifizieren.

Im Gegensatz dazu können bei manchen Menschen ausgeprägte Tendenzen in Richtung Selbstkontrolle oder Ich-Strenge verhindern, sich auf die angebotene Übung einzulassen. So war es einer meiner Klientinnen wirklich nicht möglich, überhaupt ein Tier für sich zu wählen. Sie hatte schon als kleines Mädchen immer besonders erwachsen und pflichtbewusst sein müssen, um in ihrem familiären System seelisch zu überleben. Aufgefordert, ihren inneren Kompass zu befragen, welches Tier zu ihr passen könnte, fand sie in ihrem Inneren einfach keine Antwort – was sie sehr bedauerte, da sie ja als Kind darauf getrimmt worden war, zu gehorchen und Aufgaben zufrieden stellend zu erfüllen. Der Aufforderung nachzukommen, dem eigenen inneren Impuls zu gehorchen, war für sie einfach nicht zu leisten. Wir mussten die Arbeit mit dem Inneren Team mit Tieren bereits an dieser Stelle abbrechen. Dennoch ergaben sich aus diesem Umstand und unserem anschließenden Gespräch über Ursachen und Hintergründe dieses Unvermögens wertvolle Impulse für weiteres persönliches Wachstum. In der Arbeit mit dieser Klientin ging es darum, die eigene unnachgiebige Ich-Strenge, die keinen Raum für spielerisches Handeln bot, zu erkennen und auch den Schmerz und das Bedauern über das daraus resultierende Unvermögen zu spüren – ebenso aber auch den Stolz über das (durch eben jene Selbstdisziplin) bisher im Leben Erreichte. Für Anwender mag dieses Beispiel Anregung sein, das Material nicht „einspurig" sondern kreativ zu nutzen. In dem eben beschriebenen Fall war es im Anschluss an das Klärungsgespräch möglich, diejenigen Familienmitglieder mit Tieren darzustellen, die früher in massiver Weise disziplinierenden Druck ausgeübt hatten, sowie ein Tier für das kleine Mädchen auszuwählen, das unter der „Gewaltherrschaft" dieser Tiere zu leiden hatte. Über diesen „Umweg" wurde ein Teil der durch Ich-Strenge kontrollierten ursprünglichen Gefühle freigesetzt: Wut und Angst gegenüber diesen übermächtigen „Tieren" und Mitgefühl mit dem eigenen verängstigten Kindanteil, der sich nicht anders zu helfen wusste als bedingungslos zu gehorchen. Der letzte Schritt dieser Sitzung bestand darin, darauf hinzuweisen, dass die verschiedenen Tiercharaktere der früheren Familie vermutlich auch in das eigene innere Ensemble eingeflossen seien und dort bisher unerkannt Einfluss ausübten. Da die Mutter der Klientin sich in der Tieraufstellung als beherrschende Instanz herausgestellt hatte, arbeiteten wir in der Folgezeit psychodramatisch weiter. Auf zwei Stühlen begegnete sich das frühere kleine Mädchen im Rollentausch mit der Mutter. Die introjizierten strengen, abwertenden Mutter-Anteile konnten über diese Auseinander-Setzung sichtbar und erfolgreich bearbeitet werden.

Sollten Klienten aber ohne Probleme ein erstes Tier für sich herausgesucht haben, leite ich mit folgenden Worten den nächsten Schritt ein: „Vielleicht haben Sie bei Ihrem Suchprozess gemerkt, dass es durchaus mehrere Tiere gab, auf die Ihre Wahl hätte fallen können. Deshalb bitte ich Sie nun, nicht nur dieses eine, sondern insgesamt sogar sechs Tiere auszuwählen, mit denen Sie sich identifizieren können und die für Sie und Ihre unterschiedlichen Seiten stehen können."

Wenn es jemand beim besten Willen nicht gelingt, insgesamt sechs Tiere auszuwählen, kann man ein oder zwei blind ziehen lassen, um im anschließenden Gespräch weiter zu klären, ob es sich um „Treffer“ handeln könnte. Ebenso habe ich in einem solchen Fall auch schon meine Intuition spielen lassen und von mir aus ein Tier vorgeschlagen, das ich mit dem Anderen assoziierte. Er konnte dann jeweils sagen, ob er es als passend empfand oder nicht, und wurde dadurch in seinem eigenen Suchprozess stärker angeregt. Hier ist es wichtig, die eigenen Vorschläge vorsichtig und lediglich als Angebot zu formulieren, z.B. im Sinne von: „So, wie ich Sie bisher kennengelernt habe, könnte ich mir vorstellen, dass zu Ihrem Team vielleicht auch ein Tier gehört, das sich ganz gut wehren kann (oder das sich manchmal ängstlich und verzweifelt fühlt oder das andere beschützen möchte usw.), vielleicht ein …“

In einigen Fällen ergab sich die Zusammensetzung der inneren Tiere aus therapeutischen Sitzungen, die schon länger zurücklagen. Mithilfe der in meinem Gruppenraum reichlich vorhandenen Stofftiere jeder Größe und Couleur hatte ich häufig die Beziehungskonstellationen der früheren Ursprungsfamilie abbilden lassen. Dafür können die Tiere auf dem Boden in der Position angeordnet werden, dass folgendes zum Ausdruck kommt: Wer steht nah bei wem? Wer dreht wem den Rücken zu? Wer schaut zu wem? Wer ist ein Außenseiter? Usw. Eine Klientin hatte sich in diesem Zusammenhang als Häschen dargestellt. In einer weiteren Sitzung hatten wir diesem etwas ängstlichen Häschen einen kleinen Löwen als mutigen, furchtlosen Persönlichkeitsanteil und eine Giraffe als ausgleichendes vernunftgesteuertes Tier an die Seite gestellt. Als wir uns später einmal mit dem Inneren Team mit Tieren beschäftigten, lag auf der Hand, dass nur noch drei Stofftiere fehlten. Die mit der Technik der Tieridentifikation vertraute Klientin wählte mit Leichtigkeit eine Ameise für ihr ausgeprägtes Pflichtbewusstsein, ein Seepferdchen für ihre Freude an Schönheit und Ästhetik und einen Hai für solche Situationen, in denen sie kalte Wut empfinden konnte.

Wenn ich mir unsicher bin, ob jemand sich mit seiner Tierauswahl vielleicht doch sehr vertan hat, frage ich gezielter nach, ohne allerdings den anderen detektivisch überführen zu wollen. In erster Linie geht es um die Wahrnehmung, die mein Gegenüber von sich selbst hat und nicht um diejenige, die ich von ihm habe. Ich bin nur die Instanz, die ihn in seinem eigenen Suchprozess unterstützt und begleitet. Frauen z. B. neigen aufgrund ihrer Sozialisation manchmal dazu, lauter Häschen, Kätzchen, Schäfchen, Vögelchen oder ähnliches aufzustellen, die letztlich alle für die gleiche Art von Eigenschaft stehen (verletzlich oder einfühlsam zu sein). Diese Einseitigkeit kann kaum helfen, innere Konflikte zu lösen, da Wut und Autonomiestreben noch gar keine Berücksichtigung gefunden haben. Schließlich liegt oft gerade ein solcher innerer Zwiespalt vor, dass jemand den Weg in meine Praxis gefunden hat. Hier bietet sich eine gute Vorlage, um an späterer Stelle zu demonstrieren, in welcher Weise die Person selbst dazu beiträgt, sich abhängig und ohnmächtig zu fühlen.

Männer neigen aufgrund der in unserer Gesellschaft bestehenden Ansprüche an Männlichkeit eher dazu, ausschließlich starke und dominante Tiere zu wählen. Ein Mann, der völlig verzweifelt war, weil seine Frau ihn verlassen wollte, unter Schlaflosigkeit, Konzentrationsstörungen und Antriebsarmut litt, benannte folgende Tiere und Eigenschaften für sein Team:

- einen Steinbock (das eigene Sternzeichen, robust in hartem Gelände, gehörnt, um Widerstand zeigen zu können),
- einen Tiger (Kampfstärke, ruhelos umherstreifen, jagen, Schönheit),
- einen Eisbären (Raubtier, dickes Fell, Schönheit),
- einen Elefanten (dickhäutig, kann angreifen, dominant, präsent, Herdentier, manchmal auch Elefant im Porzellanladen),
- einen Delfin (Eleganz, Intelligenz, positive Aura, hilfsbereit),
- ein Erdmännchen (wachsam, putzig, Gruppen- und Familientier).

In diesem Falle genügte es zu fragen, welches von diesen Tieren sich in seiner jetzigen Lebenssituation so verzweifelt fühlte. Etwas kleinlaut, fast wie ertappt, berichtete er, eigentlich hätte er den Hasen mit aussuchen wollen, sich dann aber doch dagegen entschieden, weil dieser im Vergleich zu den anderen zu jämmerlich gewirkt hätte. Es bot sich mir Gelegenheit zu erläutern, dass wir gerade deshalb mit dem Inneren Team mit Tieren arbeiteten, um vollständiger zu werden, und dass wir uns dann besonders verzweifelt fühlten, wenn wir unsere „inneren Angsthasen" nicht anerkennen wollten. Wir könnten ihnen dann auch nicht helfen und beistehen, und ihre (und damit auch unsere innere) Not würde dann immer größer werden.

Ein anderer ausgesprochen sanft und leicht depressiv wirkender junger Mann (ich nenne ihn hier Michael, da ich ausführlicher über ihn berichten möchte), der nach abgeschlossenem Studium unter völliger Antriebslosigkeit hinsichtlich seines weiteren beruflichen Werdegangs litt, wählte in der zweiten Therapiesitzung für sein Inneres Team folgende Tiere:

- einen Löwen,
- einen Jaguar,
- ein Nashorn,
- ein Gnu,
- ein Wildschwein,
- einen Hai.

Ich war erstaunt und irritiert über die Ansammlung von dominanten, teilweise gefährlichen Tieren, in denen ich auf den ersten Blick an keiner Stelle die Person wieder erkennen konnte, die vor mir saß. Dennoch ging ich („auf Nummer sicher" und deshalb) weiter so vor, wie ich es regelmäßig an dieser Stelle mache und bat ihn, seine ausgewählten Tiere näher zu charakterisieren. „Beschreiben Sie bitte, welche Ihrer Eigenschaften Sie mit den einzelnen Tieren verbinden."

Die auf diese Frage folgenden Schilderungen geben bereits wertvolle Hinweise auf die Ausgewogenheit der Persönlichkeit sowie die Differenziertheit der Selbstwahrnehmung. Michael berichtete zu seinen Tieren Folgendes: der Löwe sei schon als Kind sein Lieblingstier gewesen, das er aufgrund seiner Stärke und Würde bewundert habe; der Jaguar sei die größte Raubkatze, die jedoch nicht brüllen könne, und die im Gegensatz zum Löwen kein Rudeltier sei, und auch er wäre eher ein leiser Mensch und könne gut mit sich selbst alleine sein; das Nashorn wolle mit dem Kopf durch die Wand gehen, was er auch manchmal gerne wolle und vielleicht deshalb davor zurückschrecke, sich auf den mühsamen Weg zu machen, sich auf irgendwelche Stellen zu bewerben; das Gnu sei ein friedliebendes Familientier, und auch er fühle sich sehr mit seinen Eltern und seiner älteren

Schwester verbunden; das Wildschwein wolle sich gern genüsslich im Dreck suhlen, und auch er würde am liebsten nur noch faul herumhängen oder auf Reisen gehen und es sich gut gehen lassen; der Hai habe die Fähigkeit, gefühlskalt zu sein, die er selber auch gerne hätte, dann würde er sich um seine berufliche Zukunft vielleicht weniger Sorgen machen.

Nach dieser Schilderung öffneten sich mir im Erleben des jungen Mannes unmittelbar neue Seiten. Ich konnte hinter dem scheu und eher verschlossen wirkenden Menschen seine kraftvolle Seite besser spüren, die ihn auch befähigt hatte, sein Studium erfolgreich abzuschließen. Angesichts der Notwendigkeit, den Status des Studenten hinter sich zu lassen und Verantwortung für ein eigenständiges, selbst finanziertes Leben zu übernehmen, musste es allerdings eine Konstellation geben, die Michael zum Verhängnis wurde. Ich vermutete, dass Löwe, Jaguar und Nashorn sich zu einem riesigen anspruchsvollen Über-Ich zusammengerottet hatten, dem die scheue Seite, die im Tiere-Team nach meiner Wahrnehmung noch gar keinen Ausdruck gefunden hatte, nicht gerecht werden konnte. So blieb nur ein faules Wildschwein, das in den Dreck abtauchen wollte, ein Familien-Gnu, das darunter litt, den Eltern weiter auf der Tasche zu liegen und ein Hai, der er gerne gewesen wäre, aber nicht war.

Trotz dieser Unstimmigkeiten, die ich zu diesem Zeitpunkt noch nicht aufdecken wollte, stellte ich Michaels Tiere mit folgenden Worten im Kreis auf: „Stellen Sie sich vor, diese Mannschaft wäre Ihr Inneres Team. Sie sind der Teamchef. Bei allem, was Sie erleben, denken oder fühlen, ist dieses Team beteiligt. Wenn die einzelnen Mitglieder einander kennen und achten und je nach ihren Fähigkeiten gut zusammenarbeiten, werden Sie in Ihrem Leben sehr erfolgreich sein. Wenn sie sich aber gegenseitig bekämpfen oder gar versuchen, einzelne Mitglieder rauszumobben, dann werden Sie merken, dass Sie in Ihrem Leben nicht vorankommen. Vielleicht machen Sie immer wieder die gleichen Fehler, vielleicht sind Sie häufig krank oder fühlen sich einfach nur mies und wissen gar nicht warum. Deshalb ist es für uns interessant, das Zusammenspiel in Ihrem Inneren Team genauer zu untersuchen."

Michael war nach meinen Worten sichtlich daran interessiert, sich intensiver mit dieser Methode zu beschäftigen. Schließlich hatte ich etwas angesprochen, das stark mit seiner momentanen

Lebensproblematik korrelierte. Ich lud ihn deshalb ein, mir zu berichten, welchen Gesamteindruck ihm seine Mannschaft vermittelte. Er war mit seinen kraftvollen Tieren ausgesprochen zufrieden und fand, dass sie gut zueinander passten. Irritiert reagierte er, als ich ihm nun mitteilte, dass das Team leider noch nicht vollständig sei und uns in dieser Form bei der Problembearbeitung nicht weiterhelfen könne, da der Hai kein echtes Mitglied, sondern lediglich eine Wunschvorstellung sei. Michael konnte nicht umhin, zuzugeben, dass ihm in der Tat die Eigenschaften eines Hais fehlen würden, und er sie auch nicht wirklich vermissen würde. Ratlos war er allerdings angesichts der Aufgabe, nun ein alternatives sechstes Tier herauszusuchen zu müssen. Und auch ich wollte vermeiden, dass ein weiteres kraftstrotzendes Exemplar gewählt würde, das wiederum die für mich (aber wohl für Michael nicht) wahrnehmbare scheue Seite verleugnete.

Um die sechste Position mit einem Tier zu besetzen, das bisher verdrängte Anteile eher repräsentieren konnte, bat ich Michael, auch seine Ursprungsfamilie einmal mit Tieren darzustellen und zwar so, wie er sie im Alter von ca. sechs Jahren früher erlebt hatte. Hier wählte er für sich selbst ein Lamm, für die Schwester eine Giraffe, die Mutter einen Pinguin und für seinen Vater einen Löwen. (Für diese Übung, in der sich der Klient noch einmal in das Kind zurückversetzt, das er früher war, wähle ich gerne die in meinem Therapieraum vorhandenen Stofftiere.) Mit dem Lamm nun war ein weiteres Tier aufgetaucht, das zumindest in der Kindheit des jungen Mannes eine wesentliche Rolle gespielt hatte. Ich schlug ihm deshalb vor, dieses einmal versuchsweise als sechstes Tier seinem inneren Team hinzuzufügen. Man konnte Michael anmerken, dass er von dieser Idee nicht besonders begeistert war. Neben den beiden Raubkatzen, dem Nashorn, dem Wildschwein und auch dem Gnu mit seinen Hörnern nahm sich das im Austausch mit dem Hai gewählte Schäfchen doch auffallend hilf- und wehrlos und fast wie ein Fremdkörper aus. Man konnte bald fürchten, dass die anderen Tiere es fressen würden.

Es gab dem Inneren Team insgesamt einen völlig anderen Charakter, den Michael, der mit dieser ängstlichen, verletzlichen Seite nichts zu tun haben wollte, nur schwer akzeptieren konnte. Je mehr Widerstand er zeigte, desto sicherer wurde ich mir, dass wir hier auf der richtigen Spur zu den Ursachen seiner Leistungsverweigerung waren. Ebenso klar war mir, dass die strengen und starken inneren (Tier)-Stimmen sich nicht einfach überreden ließen, sondern überzeugt werden mussten, dass auch ein Schäfchen einen Platz an ihrer Seite beanspruchte. In dieser Sitzung begnügte ich mich allerdings damit, Michaels Kindheitserinnerungen, die sich darauf bezogen, sich in seiner Familie als Lamm gefühlt zu haben, mehr zu erfragen und klarer herauszuarbeiten. Dabei erfuhr ich, dass er als Schuljunge angefangen hatte zu stottern und viele Jahre gebraucht hatte, um die Sprachstörung zu überwinden. Trotzdem sei er ein zufriedenes, allerdings auch recht zurückgezogenes Kind gewesen und habe viel Zeit allein in seinem Zimmer verbracht.

Als wir in der nächsten Sitzung weiter an der Thematik arbeiteten, führte ich einen weiteren Zwischenschritt ein, bei dem ich Eric Bernes Transaktionsanalyse nutzte. Für diesen Zweck stellte ich drei Stühle nebeneinander auf: links einen Kinderstuhl (auf dem man aber auch als Erwachsener sitzen kann), in der Mitte einen schlichten Hocker und rechts daneben einen Lehnstuhl. Dazu erklärte ich kurz die Grundgedanken der Transaktionsanalyse, nämlich dass in jedem von uns ein Kindheits-Ich, ein Erwachsenen-Ich und ein Eltern-Ich vorhanden sind, die sich in unterschiedlichen Situationen in unterschiedlichem Maße zu Wort melden. Während ich mich auf die einzelnen Stühle setzte, gab ich weitere Informationen zu den drei Instanzen: (vom Lehnstuhl aus) dass im Eltern-Ich vieles von den Erwartungen, die unsere Eltern früher an uns hatten, heute als eigene Erwartungen an uns selbst zum Ausdruck kommen, (vom Kinderstuhl aus) dass im Kindheits-Ich unser früheres kindliches Erleben nach wie vor präsent ist – daher vermutlich auch Michaels Lamm nach wie vor Bedeutung hatte – und (vom Hocker in der Mitte aus) dass wir über das Erwachsenen-Ich eine Instanz entwickeln können, die uns hilft, die Impulse aus den beiden anderen Ich-Zuständen wahrzunehmen und diese auf der Basis von Realitätsprüfung und Vernunft aufzugreifen oder, wenn dies nicht möglich ist, zumindest anderweitig zu kompensieren.

Über diesen „Umweg“ wurde das Schäfchen für Michael zwar nicht sympathischer; er war aber bereit, seine Anwesenheit zu dulden, so dass der nächste Schritt zur Nutzung des Inneren Teams mit Tieren eingeleitet werden konnte. Für diesen Zweck nahm ich noch einmal Bezug auf den Anlass von Michaels Kommen: „Versuchen Sie die Frage, die Sie zu mir geführt hat, noch einmal möglichst präzise zu formulieren, damit die Mitglieder Ihres Inneren Teams darauf antworten können.“ Michaels Frage war: „Was hindert mich daran, mich nach meinem Studium um eine Stelle zu bemühen.“ Ich fuhr fort: „Welches von Ihren Tieren hören Sie als Erstes, das sich zu Wort melden möchte, oder wer ruft sogar am lautesten?“ Der Löwe meldete sich zuerst zu Wort und bekundete ebenfalls Unverständnis, dass Michael, nachdem er Abitur und Studium mit Bravour gemeistert habe, seit Monaten herumsitze und sich um nichts mehr kümmerte.

„Wen hören Sie als nächstes? Antwortet jemand auf die Worte des Vorredners, indem er zustimmt oder widerspricht?“ Auch das Nashorn war sicher, man brauche sich schließlich nur zu bewerben, dann würde schon das Nötige passieren.

„Wer spricht als nächstes?“ usw. Der Jaguar, als Meister der leisen Töne, war sich sicher, mit seinen Instinkten die richtige Spur im Berufsleben finden zu können und dort gute Beute zu machen. Dem Wildschwein war das alles viel zu anstrengend. Schließlich habe man sein ganzes bisheriges Leben immer nur brav gemacht, was verlangt wurde. Es würde lieber im Lotto gewinnen oder die Sofortrente bekommen. Dem Gnu war das ganze Gespräch sehr unangenehm. Es machte sich Sorgen um Michaels Vater, der schließlich schon das ganze Studium finanziert hatte und nun immer weiterzahlen musste. Das Schaf sagte nichts und hörte nur stumm der Diskussion der anderen zu, denn Michael hatte noch keine innere Verbindung zu diesem Persönlichkeitsanteil.

Nach wie vor standen die drei Stühle im Raum, und ich bat Michael, seine Tiere einmal dem Eltern-Ich, Erwachsenen-Ich und Kindheits-Ich zuzuordnen. Dabei wurde für ihn deutlich, dass Löwe, Jaguar und Nashorn, aber auch das Gnu auf den Lehnstuhl des Eltern-Ichs gehörten und von dort aus (als Topdogs) Ansprüche formulierten. Auf dem Kinderstuhl saßen das sich verweigernde Wildschwein (ein typischer Underdog) und das stumme Schaf. Der Stuhl in der Mitte blieb unbesetzt. Ich ließ Michael zunächst auf dem Lehnstuhl Platz nehmen. Hier spürte er deutlich die gesammelten Leistungserwartungen, die Ungeduld und die Enttäuschung, die er sich selbst aufgrund seines Versagens entgegenbrachte. Anschließend setzte sich Michael auf den Kinderstuhl. Hier erlebte er zum ersten Mal bewusst, wie viel Angst ihm die geballten, vor allem moralischen Erwartungen des Eltern-Ichs machten und bekam dadurch emotionale Verbindung zu dem inneren Lamm. Er konnte erkennen, dass sein Erfolg im Studium daran gebunden gewesen war, nach wie vor der Geborgenheit des Elternhauses sicher zu sein. So hatte er die im Schäfchen enthaltenen Gefühle von Verletzlichkeit und Lebensangst unter Kontrolle halten können. Ich erklärte Michael, dass er nur dann eine Chance habe, den Weg in ein wirkliches Erwachsenenleben zu gehen, wenn er auch bereit sei, sein schwächstes Teammitglied aus der Verbannung zu befreien und es als nach wie vor existent anzuerkennen. Andernfalls würde dieses in den seelischen Untergrund gehen und ihn von dort aus lähmen und verunsichern. Das Wildschwein mit seinen Wünschen nach Lottogewinn und Sofortrente entpuppte sich als trotziger Kindanteil, der nach Auswegen sinnt, weiterhin versorgt zu sein. Die Position des Teamchefs, der dafür Sorge trägt, dass alle im Team die ihm gebührende Wertschätzung erhalten, war auf dem Stuhl des Erwachsenen-Ichs anzusiedeln. Hier nahm Michael zum Schluss Platz und ließ sich Zeit, die von links und rechts zu vernehmenden Stimmen und Botschaften auf sich wirken zu lassen. Er konnte spüren, dass es aus dieser Position seine Aufgabe war, Verantwortung für den furchtsamen Persönlichkeitsanteil zu übernehmen, da man nur gemeinsam den Weg in die Berufstätigkeit finden konnte. Michaels Identität als „Teamchef“ war damit klarer herausgearbeitet, und wir konnten die Tiere zu einer Ratsversammlung im Kreis zusammenstellen. Hier wurde ausgehandelt, dass Löwe, Jaguar und Nashorn dem Schaf und dem Wildschwein zugestehen mussten, nicht gleich den Top-Job mit hervorragenden Karrierechancen annehmen zu müssen, sondern so klein anfangen zu dürfen, dass sowohl das Lamm mit seinen Leistungsängsten als auch das Wildschwein mit seinen Wünschen an Freizeitgestaltung Berücksichtigung fanden. Dem Gnu war alles recht, solange Michael nur endlich anfing, materiell für sich selber zu sorgen. Obwohl wir insgesamt nur vier Therapiesitzungen durchführten, fand Michael innerhalb von wenigen Wochen seine erste Stelle, mit der sogar alle Mitglieder seines Inneren Teams zufrieden waren, und in der er bis heute erfolgreich tätig ist.

Auch später konnte ich immer wieder feststellen, dass sich das Innere Team mit Tieren in der Behandlung von Versagensängsten als äußerst effektives Diagnose- und Therapieinstrument eignet. Eine junge Lehrerin, die sich in der Referendarzeit befand, dort mit den Schülern auch gut zurechtkam, hatte mit ihrer Mentorin größte Probleme. Sie fühlte sich von dieser von Grund auf abgelehnt und hatte dadurch vor der nahenden zweiten Staatsexamensprüfung erhebliche Prüfungs- und Versagensängste entwickelt. In ihr Inneres Team wählte die junge Frau

- einen Fisch (dünnhäutig),
- einen Hasen (Angsthase),
- ein Schaf (harmlos),
- eine Katze (auf Harmonie bedachte Schmusekatze),
- einen Vogel (unabhängig),
- eine Schildkröte (gepanzert, lahm, beständig).

Damit bot sie keine besonders wehrhafte Versammlung, um in der Auseinandersetzung mit den Anforderungen des Schuldienstes bestehen zu können. Wir gingen zunächst einmal daran, genauer zu untersuchen, wie sich die einzelnen Tiere in der aktuellen Situation verhielten. Der dünnhäutige Fisch und der ängstliche Hase litten extrem unter den herabsetzenden Bemerkungen der Mentorin, die in meinen Augen sadistische Züge aufwies. Das harmlose Schaf und die auf Harmonie bedachte Katze waren angesichts dessen, dass jemand sich so verachtend verhielt, fassungs- und hilflos. Die Schildkröte unter ihrem Panzer wollte am liebsten so tun, als wenn nichts wäre, und der Vogel wollte die ganze Lehrerausbildung hinschmeißen und einen Abflug machen. Ich konnte der Klientin verdeutlichen, dass sie als „liebes Mädchen" – sie kam aus einem Elternhaus, in dem besonders viel Wert auf Harmonie und achtsames Miteinander gelegt worden war – nicht nur in der Auseinandersetzung mit der Mentorin unterliegen würde, sondern auch später im Umgang mit frechen Schülern, übergriffigen Eltern und konkurrenzsüchtigen Kollegen (zu denen die Mentorin vielleicht auch schon zählte). Durch diese Erklärung war ein erster Schritt in Richtung „Selbstwirksamkeit" (vgl. Kapitel 5) getan. Die junge Frau konnte erkennen, dass sie mit ihrer extrem sanftmütigen inneren Mischung (vor allem mehr sadistisch strukturierte) andere Menschen unbewusst auch dazu einlud, verachtend mit ihr umzugehen. Auch in ihren Partnerschaften hatte sie schon ähnliche Erfahrungen gemacht. Indem sie mehr Verantwortung für ihr eigenes Verhalten übernahm, fühlte sie sich schon weniger als hilflos ausgeliefertes Opfer. Im nächsten Schritt prüften wir, welche Veränderungsmöglichkeiten sich durch Umstrukturierungen im Inneren Team anboten. Das liebevolle Elternhaus hatte der jungen Frau genügend Eigenliebe vermittelt, so dass sie sich selbst und ihre Tiere bejahte und gern hatte. Keines von ihnen befand sich in der Verbannung und hätte befreit werden müssen. Eher ging es darum, einzelne Tiere bewusster zu schützen und andere wiederum stärker in ihrem Potenzial zu entfalten. Zu den Schutzbefohlenen gehörte auf jeden Fall der dünnhäutige Fisch, der seismografisch vieles registrieren, aber Angriffen nichts entgegensetzen konnte. Es fehlte ein Tier, das als Außenvertretung in diesen Fällen eine adäquate Reaktion ermöglichte. Vor allem die Katze, die bisher nur lieb und schmusig auf Harmonie bedacht war, fiel in den Blick. Katzen sind Raubtiere und bei Bedarf ausgesprochen wehrhaft. Sie können fauchen, kratzen, beißen, sich anschleichen, blitzschnell zupacken und wieder flüchten. In ihrer Unabhängigkeit können sie uns ungerührt beobachten und sich nur dann auf uns einlassen, wenn sie es für nötig oder angemessen halten, d. h. sie sind nicht lieb, weil wir es ihnen abfordern, sondern nur deshalb, weil sie es selber wollen. Dieser Anteil ihrer inneren Katze war im bisherigen Leben der Klientin einfach nicht aktiviert worden. Ich brauchte eigentlich nur zu sagen: „Tu es! Es ist völlig in Ordnung, dein Gegenüber argwöhnisch zu belauern, Beute zu machen, wenn du sie brauchst, und dich hochmütig zurückzuziehen, wenn dir danach ist. Lass deine Katze ihr volles Potenzial ausschöpfen!“. Ich lud die Klientin ein, ihre Tiere so aufzustellen, dass sie sich in künftigen Situationen mit der Mentorin besser geschützt fühlte. Während die Katze als Außenvertretung in die vorderste Front marschierte, blieben Hase und Schaf in einigem Abstand dahinter, aber dicht nebeneinander stehen. Die junge Frau mochte ihr Schaf und die damit verbundene Arglosigkeit. Freundlichen Menschen gegenüber wollte sie auch weiterhin ohne Argwohn und Berechnung begegnen können. Den Hasen stellten wir dem etwas naiven Schaf an die Seite, damit er auch in Zukunft im Notfall mithilfe von Angst anzeigen konnte,

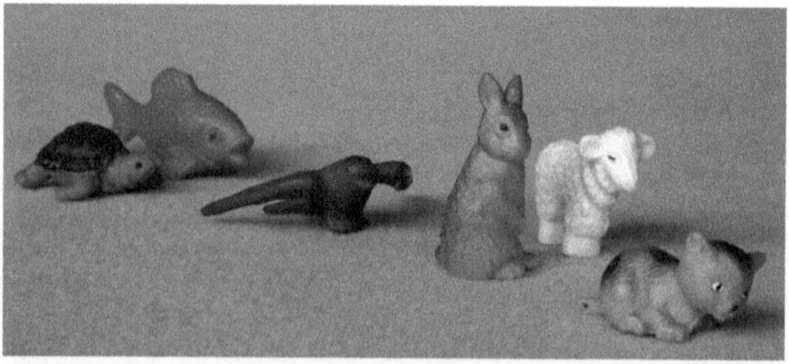

Abb. 3: *Neue hilfreiche Aufstellung des Inneren Teams der jungen Lehrerin*

wenn Gefahr drohte. Der Vogel bekam eine Plattform in der Mitte der Aufstellung, von der aus er jederzeit starten konnte, um sich von oben einen neutralen und unabhängigen Überblick zu verschaffen und die Bodenmannschaft darüber zu informieren. Ganz hinten verborgen befand sich der dünnhäutige Fisch als schwächstes Mitglied der Truppe direkt neben der Schildkröte, die ihn bei Gefahr jederzeit mit unter ihren schützenden Panzer nehmen konnte.

Über diesen Prozess der Auf- und Umstellung des Tiere-Teams hatte die Klientin auch Kontakt zu sich als Teamchefin bekommen. Während sie vorher innerlich verstrickt und hilflos ihren Gefühlen ausgeliefert gewesen war, konnte sie sich jetzt mehr und mehr aus den Einzelidentifikationen lösen. Sie schaffte es in der Folgezeit, sich von der Schule mit der verfolgenden Mentorin versetzen zu lassen, machte mit Bravour ihr zweites Staatsexamen und arbeitet heute erfolgreich als Lehrerin.

Interessante Möglichkeiten bietet das Innere Team mit Tieren auch bei der Klärung und Lösung einer depressiven Symptomatik. Ein Mann mittleren Alters, der seit einiger Zeit unter schweren depressiven Schüben litt, für die er keine Erklärung hatte, wählte folgende Tiere:

- einen Hund (Treue),
- einen Bär (Ausdauer, Zähigkeit),

- ein Schwein (Intelligenz, Herdensinn),
- ein Schaf (Herdentrieb),
- ein Känguru (Schutz geben wollen),
- eine Schildkröte (sich einigeln).

Auf den ersten Blick vermittelte diese Mannschaft einen ausgewogenen, freundlichen, positiven Eindruck, der nur schwer mit einer depressiven Problematik in Verbindung zu bringen war. In einem solchen Fall kann man ganz einfach fragen: „Wie geht es den einzelnen Tieren? Wer von denen hat Leidensdruck, ist traurig, ängstlich oder antriebsarm?“ Der Mann war ein treusorgender Familienvater mit ausgeprägtem Gemeinschaftssinn, wofür in seinem Team allein vier Tiere standen (Känguru, Schaf, Schwein und Hund). Er hatte sich ein halbes Jahr zuvor beruflich selbständig gemacht. In dieser zehrenden Zeit des beruflichen Neubeginns stand ihm sein innerer Bär mit Ausdauer und Zähigkeit zur Seite. Dieser Bär befand sich jedoch gleichzeitig im Konflikt mit der Übermacht der vier „Familientiere“, die ebenfalls Ansprüche an Aufmerksamkeit und Zeitbudget des Mannes stellten.

In diesem Ungleichgewicht, das der Mann nicht zu lösen wusste, blieb ihm nur die „Depressionsschildkröte“ als einzige Rückzugsbastion, um dem unerträglichen inneren Konflikt zu

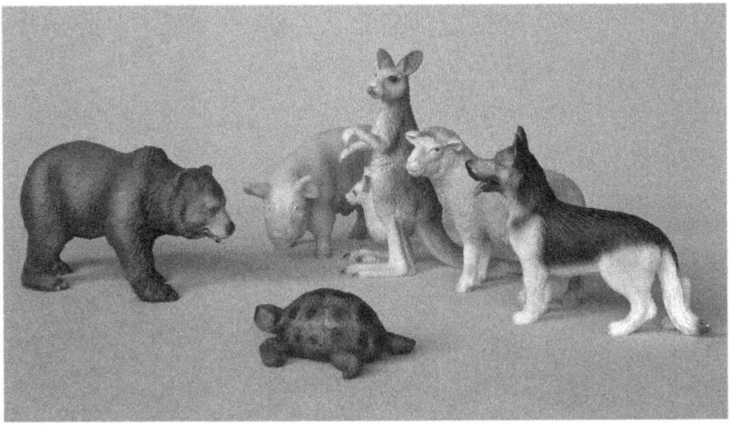

Abb. 4: *Übermacht der „Familientiere“ eines depressiven Mannes*

entfliehen. Das Betrachten der Tieraufstellung verdeutlichte dem Mann, dass seine Depression ein (wenn auch dysfunktionaler) Lösungsversuch für eine Problematik war, deren Eingeständnis ihm sein Gewissen bisher verboten hatte. Ich fragte, was wir verändern müssten, damit das innere Gleichgewicht des Tiere-Teams hergestellt werden könnte. Es war deutlich, dass die Übermacht der vier „Familientiere" aufgelöst werden müsste. Wir setzten den „Treuehund" zur Unterstützung neben die Schildkröte als Zeichen dessen, dass man nicht nur der Familie die Treue zu halten habe, sondern auch sich selbst gegenüber treu sein müsse. Der bisher noch wenig entwickelte Teamchef, der voll und ganz mit Pflichterfüllung identifiziert gewesen war und die depressive Schildkröte eher als lästigen Fremdkörper angesehen hatte, bekam durch den Hund Verstärkung im eigenen Team. Der Hund war auch in der Lage, die Not des überforderten Bären zu sehen, die bisher nur durch Flucht in die Depression zu kompensieren gewesen war. Wir stellten dem Bären das intelligente Schwein an die Seite, das zwar keinen Herdentrieb wie das Schaf hatte, aber gleichwohl über Herdensinn verfügte. Das Schwein konnte gemeinsam mit dem Bären beratschlagen, wie viel Zeit der beruflichen Aufbauarbeit zu widmen war, damit der Mann als Alleinverdiener seiner Familie auch in dieser Hinsicht seinem Fürsorgebedürfnis nachkommen konnte. Der

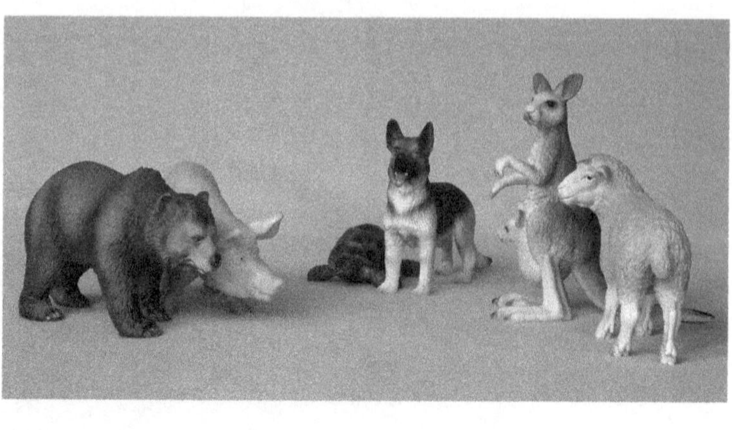

Abb. 5: *Neue Aufstellung der inneren Tiere als Anregung zur Konfliktlösung*

unerträgliche, bisher nur im Schutze der Depression auszuhaltende, innere Konflikt bekam dadurch eine Ent-Spannung.

Eine Klientin mittleren Alters, die nach dem Tod ihres Mannes lange Zeit unter Antriebsarmut litt, unfähig sich dem Leben wieder zu öffnen, benannte folgende Tiere:

- ein Schwein (Selbstmitleid, armes Schwein),
- ein Schaf (armes Lämmchen, gutgläubig, ohne Arg),
- eine Kuh (dumme Kuh, die sich alles gefallen lässt),
- einen Leopard (wehrhaft mit Krallen),
- ein Kätzchen (anschmiegsam mit gleichzeitiger Suche nach Geborgenheit und Unabhängigkeit),
- einen Adler(Freiheit, Suche nach Überblick).

Schon auf den ersten Blick zeichnete sich zwischen den Bauernhoftieren (Schwein, Schaf und Kuh) auf der einen Seite und den Krallen bewehrten Tieren (Leopard, Katze und Adler) auf der anderen Seite ein Patt ab.

Da die Katze sowohl nach Unabhängigkeit als auch nach Geborgenheit suchte, wanderte sie fröhlich und unberechenbar, je nach Lust und Laune auch immer mal wieder auf die Seite der Hoftiere. Es war kein Wunder, dass sich die Klientin sich selbst hilflos ausgeliefert fühlte, unfähig sich aufzuraffen, das eigene

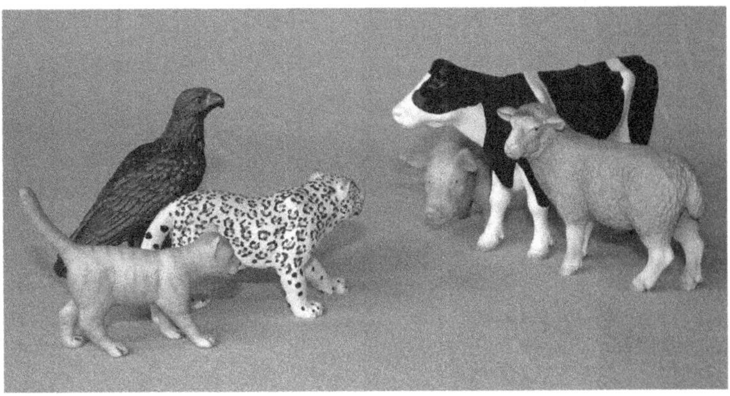

Abb. 6: *Patt zwischen Bauernhoftieren und Raubtieren, wobei die Katze zwischen den Seiten wechseln konnte.*

Lebensmanagement wieder in die Hand zu nehmen. Ihre Teamchefin war innerlich identifiziert mit den autonomen Tieren, was sich schon an den eher abfälligen Charakterisierungen des „armen Schweins" und der „dummen Kuh" zeigte. Leopard und Adler waren in ihren Vorstellungen zur Zukunftsgestaltung auch noch ausgesprochen anspruchsvoll. Es ging ihnen nicht nur darum, mal wieder mehr vor die Tür zu kommen, sondern sie verlangten für den neuen Lebensabschnitt eine berufliche Selbstverwirklichung, die dem Schwein, dem Schaf und der Kuh absolut zu anstrengend und schier beängstigend erschienen. Die drei rotteten sich deshalb nur noch hartnäckiger gemütlich mit Süßigkeiten vor dem Fernseher zusammen. So konnte es keine Entwicklung geben. Aus der Krise konnte nur ein Weg führen, der auch für die Kuh, das Schaf und das Schwein gangbar war. Da die Klientin diese drei aber ablehnte und am liebsten als nicht zu sich selbst gehörig betrachten wollte, lag hier die schwierigste Überzeugungsarbeit. Es war wichtig, dass ich mich zum Anwalt dieser Persönlichkeitsanteile machte und sie als lebenswichtige Selbstanteile verteidigte. Dafür erfragte ich, welche Bedeutung die drei Tiere im bisherigen Leben der Klientin gehabt hätten, und welche Dienste sie ihr dabei geleistet hatten. Es wurde deutlich, dass die Kuh nicht nur dumm, sondern auch sehr mütterlich und fürsorglich war, eine Eigenschaft die die Frau durchaus an sich selbst schätzen konnte. Es zeigte sich, dass das Schaf in seiner Arglosigkeit an das Gute im Menschen und den Sinn des Lebens glauben konnte, und das Schwein einfach gemütlich und genussfähig war und eigentlich nur deshalb arm, weil es innerhalb des Teams so wenig gewürdigt worden war. Damit war ein erster wichtiger Schritt zur Selbstannahme geleistet, den wir im Verlauf der nächsten Sitzungen erfolgreich auch im Hinblick auf die weitere Lebensgestaltung ausbauen konnten.

Ergänzend zum Einsatz des Inneren Teams mit Tieren in der Einzeltherapie möchte ich noch die Erfahrungen meiner Kollegin und Freundin, der Ärztin und Psychotherapeutin Petra Kinkartz schildern. Ich hatte ihr von der Arbeit mit dem Inneren Team mit Tieren berichtet, woraufhin sie die Methode teilweise in ihre eigenen Therapien mit aufnahm. Da meine Kollegin keine Kurzberatungen anbietet, sondern ausschließlich mit Kassenpatienten oft über 50 Stunden hinweg arbeitet, verwendet sie das Innere Team mit Tieren erst dann, wenn anfänglicher Erwartungsdruck und die Angst ihrer Patienten vor einem geheimen Psychotest abgebaut, also genügend Vertrauen in den therapeutischen Prozess gewachsen ist. Sie bietet das Instrument an als Möglichkeit vertiefter Selbsterkenntnis, Selbststärkung und Selbstentwicklung und unterscheidet beim Einsatz des Inneren Teams mit Tieren drei Runden, die sich durchaus über mehrere Therapiesitzungen hinziehen können.

1. Runde: Auswahl der Tiere und Klärung der Frage: „Welches Tier steht für was?"
2. Runde: Sammeln von weiteren Assoziationen zu den Tieren anhand der Frage: „Was wissen Sie noch über die Tiere?"
3. Runde: Vertiefung der Identifikation und Herausarbeiten von Ambivalenzen anhand der Fragen: „Welches Tier tut Ihnen in ihrer aktuellen Lebenssituation gut? Welches ist Ihr Lieblingstier? Wie geht es Ihnen damit? Soll das so bleiben? War das mal anders?" und gestalten von Systemaufstellungen des Inneren Teams anhand von Fragen wie z. B. „Wer hat das Sagen? Wer schützt wen?"

Die Gespräche, die ich mit meiner Kollegin im Rahmen dieses Buchprojekts führte, haben mir noch einmal vor Augen geführt, dass das Innere Team mit Tieren ein therapeutisches Instrument darstellt, das kreativ genutzt werden möchte und wahrscheinlich noch sehr viel mehr Anwendungsspielräume eröffnet als diejenigen, die ich hier vorstellen konnte.

Das „magische 7. Tier"

Immer schon war es vorgekommen, dass Klienten bei der Aufgabe sechs Tiere auszuwählen, auf jeden Fall auch noch ein siebtes dazu nehmen wollten. Sie waren felsenfest davon überzeugt, dass alle sieben gleich wichtig seien und sie auf keines verzichten könnten. Ich gab dieser Bitte dann auch nach, innerlich aber schon noch etwas skeptisch, ob ein siebtes Tier nicht mehr Verwirrung als Klärung bewirken würde. Andererseits hatten andere Autoren, die sich mit Teilpersönlichkeiten beschäftigten, sehr viel größere Anzahlen innerer Anteile beschrieben. Schwartz ging von 5 bis 15 aus, und Hal und Sidra Stone nannten ihr Buch sogar das 100fache Selbst. Ich prüfte bei der jeweiligen Charakterisierung der sieben Tiere genauer, inwieweit einzelne Persönlichkeitsanteile doppelt besetzt erschienen. Für eine Person, die ihre Wehrhaftigkeit z. B. mit Löwe, Tiger und Drache gleichzeitig ausdrücken möchte, spielt dieser Wesenszug bestimmt eine besondere Rolle, und es lohnt sich, eingehender über die Frage, wie der Mensch dazu gekommen ist, so wehrhaft sein zu wollen, zu sprechen. Was in seinem Leben hat ihn wann so erschreckt oder geängstigt, dass er so starke Geschütze auffahren musste? Ist er nach jungianischem Verständnis mit dem Archetypen des Helden komplexhaft verclincht? Welche anderen Persönlichkeitsanteile müssen dahinter zurückstehen? Was kann und will der Betroffene ändern, um zu einer ausgewogeneren Persönlichkeitsstruktur zu gelangen? Gerade wenn es um die Frage einer möglichen Persönlichkeitsentfaltung oder Persönlichkeitserweiterung ging, war es von Vorteil, eine freie siebte Position im Inneren Tiereteam besetzen zu können. Deshalb nutzte ich das siebte Tier zunehmend wie einen Joker, den man bei Bedarf in sein Team mit aufnehmen konnte. Den Menschen, die von vornherein sieben Tiere wählen wollten, erklärte ich, dass sie sich damit selbst die Möglichkeit eines solchen Jokers nähmen. Es war ab dann auch nicht mehr so schwierig, sich auf sechs Tiere zu begrenzen.

Die Funktionsweise und Einsatzmöglichkeiten des Jokers probierte ich zunächst wieder selbst aus. Wie bereits berichtet, besteht mein Inneres Team aus Eule, Schwan, Giraffe, Affe, Bärenkind und Nashorn. Letzteres kann im Zorn schon mal verbrannte Erde hinter sich lassen, erst recht wenn auch die anderen Teammitglieder überzeugt sind, dass ich Anlass habe, mich zu wehren. So gern ich mein Nashorn habe und dankbar bin, mit so einem wehrhaften Tier gegen viele Gefahren gewappnet zu sein, so sehr kann es mir schaden, wenn es z. B. in Konflikten mit meinem Ehemann die Führung übernimmt. Irgendwann wurde mir klar, dass ich zum Erhalt meiner Ehe ein weniger vernichtendes Sprachrohr für meine Wut brauchte. Meine anderen fünf Tiere waren für diesen Gefühlsausdruck auch nicht nützlicher. Ich hatte nur Stolz (Schwan), Belustigung und Galgenhumor (Affe), einen inneren Analytiker (Eule), ein eher ängstliches Bärenkind und eine vernünftige vorausschauende Giraffe. Da mir meine sechs Tiere als tief verwurzelte innere Anteile erschienen, die meine Grundstruktur nun mal ausmachten, ob es mir gefiel oder nicht, benutzte ich das „magische 7. Tier“ als Joker. Ich wählte den Elefanten und stellte ihn mit in den Kreis meiner Tiere, die bis auf das Nashorn froh waren, ihn als Gast und Coach begrüßen zu dürfen. Das Nashorn war ein wenig beleidigt über die ungewohnte Konkurrenz. Als Teamchefin entschied ich trotzdem, dass es in den kommenden Wochen in die zweite Reihe zurücktreten musste, damit der Elefant helfen konnte, die aktuelle Konfliktlage zu bereinigen. Er war ein Dickhäuter mit Stoßzähnen, also wehrhaft, erschien mir aber intelligenter und differenzierter als das trampelige Nashorn, das zwar extrem furchtlos war, dafür aber ohne nachzudenken alles überrennen konnte. Elefanten, nicht Nashörner, treten im Zirkus auf oder dienen den Menschen in Indien als Reit- und Lasttier. Sie sind lernfähig und feinfühlig und man sagt, sie vergessen nie. Sie leben in Herden, angeführt von einer Elefantenkuh und waren mir rundherum sympathisch. Gerne hätte ich einen dementsprechenden Wesenszug zu meiner Persönlichkeitsstruktur gezählt, wusste aber gleichzeitig, dass meine Sozialisationsbedingungen nun mal etwas anderes hervorgebracht hatten. Der innere Elefant an meiner Seite erschien mir in folgenden Konfliktsituationen wie ein tröstlicher Begleiter, der mir seine Stärke zusicherte, ohne dass ich diese sofort einbringen und ausspielen musste. Ich konnte meine Bedürfnisse selbstbewusster wahrnehmen, ohne sie um jeden Preis durchsetzen zu müssen. Ich musste nicht mehr nach dem Motto „Auge um Auge, Zahn um Zahn“ handeln und war innerlich gelassener. Ich konnte meinen Zornesausdruck besser dosieren. Als ich nach einigen Wochen merkte, dass ich meine inneren Tiere schon länger nicht betrachtet hatte, weil mein Leben wieder in geordnete Bahnen gekommen war, konnte ich den Elefanten getrost wieder in die Kiste zu den restlichen Tieren legen – wohl aber in dem Bewusstsein, ihn jeder Zeit wieder holen zu können, wenn ich ihn brauchte. Ich glaube aber, auch mein Nashorn konnte sich von ihm einiges abschauen, denn mein Mann und ich haben bis heute in Auseinandersetzungen mehr „fairplay“ entwickeln können.

Wenn ich in meiner jetzigen Lebenssituation hier und heute an diesem Buch schreibe, mit der Sorge im Nacken, ob ich es wohl wirklich zum vereinbarten Abgabetermin beim Verlag abliefern kann, erscheint mir seltsamerweise eine Schlange als tröstliches 7. Tier. Sie kann sich durch schmale Lücken, selbst durch Gesteinsbrocken schlängeln und sich häuten; sie kann sich auf kleinstem Raum zusammenringeln und sich ganz lang und dünn machen und sich zur Not auch aufbäumen. Sie legt Eier, und daraus werden wieder viele neue kleine Schlangen. Sie schluckt ihre Beute als ganzes und verdaut dann viele Tage daran. Sie ist ein Einzelwesen, und als ein solches kann ich vielleicht auch die Einsamkeit des Schreibens, das auf mich selbst Zurückgeworfene und die Notwendigkeit, manche Gedanken viele Tage in mir herumzutragen, bis ich sie spruchreif verdaut habe, besser ertragen. Ebenso tut es mir gut, wenn ich mir vorstelle, dass ich ein großes Spektrum an Bewegungs- und Ausdrucksmöglichkeiten habe, mich zur Not sogar häuten kann. Lustigerweise fällt mir gerade ein, dass meine Mutter mich als Kind öfter einen Schlangenmenschen nannte, weil ich beim Fernsehen in seltsam verrenkten Positionen auf dem Fußboden sitzen konnte.

Das Psychodrama nennt die Arbeit mit fantasierten inneren Anteilen und Situationen „Surplus-reality“. Moreno hatte sich für diesen Zweck eine Bühne bauen lassen, die aus drei Etagen bestand. Der untere Teil war der Beschäftigung mit der Ebene des Unbewussten vorbehalten, die Mitte diente der Auseinandersetzung mit der Realität des Protagonisten und die obere Ebene der szenischen Darstellung von Visionen der eigenen Person bzw. der Zukunftsgestaltung. Eine psychodramatische Technik in diesem Zusammenhang besteht z.B. darin, sich im Rollentausch in eine konkrete Person hineinzuversetzen, die die eigene Problematik nicht hat bzw. besser bewältigen könnte. Da ja meistens keine dreiteilige Psychodramabühne zur Verfügung steht, steigt der Protagonist dafür auf einen Stuhl, und man gibt die Regieanweisung: „Werde jetzt zu dieser Person. Nimm einmal ihre Körperhaltung ein. Wie steht sie, wie schaut sie? Wie fühlst du dich, wenn du diese Person bist? Erzähle uns, wie du als diese Person über ein solches Problem denkst, und wie du damit umgehen würdest?“ Der Stuhl hilft, sich von seiner sonstigen Existenz zu lösen und in die Identität der fantasierten Person hineinzuschlüpfen. Oft kommen die Leute da oben richtig in Fahrt, die Nichtigkeit des vorher geschilderten Problems darzustellen, und steigen hinterher verdutzt von dem Stuhl, dass es ihnen möglich war, einen solchen Perspektivwechsel vorzunehmen. Ich erinnere eine Situation, in der eine von Minderwertigkeitsgefühlen gequälte junge Frau unserer Ausbildungsgruppe, die sich überhaupt nicht zutraute, jemals ein Psychodrama zu leiten, aufgefordert wurde, selbst einmal die Chefin des Instituts – Ella May Sharon, eine von sich selbst überzeugte, recht exzentrische Amerikanerin – darzustellen. Wir anderen schluckten schon angesichts der Aufgabe. Uns tat die Kollegin leid, weil wir glaubten, dass dies ihr niemals möglich wäre. Im Psychodrama verkleidet man sich manchmal, um einen Rollenwechsel deutlicher auch sich selbst gegenüber zu signalisieren. Die junge Frau wählte aus dem Verkleidungskorb farbenprächtige, schrille Sachen, mit denen ausstaffiert sie dann auf den Stuhl stieg. Sie spielte die Institutsleiterin, vor allem deren exaltierten amerikanischen Akzent, so überzeugend und gleichzeitig parodierend, dass wir Tränen lachen mussten. Diese Übung brachte nicht nur uns Zuschauern, sondern auch der Kollegin sehr viel Freude. Hier brauchte es nicht viel, um den ermutigenden Transfer herzustellen: Wer so viel Spaß an psychodramatischem Tun hatte, war mit Sicherheit auch geeignet, diese Begeisterung an andere Menschen weiterzugeben.

Oft erfolgt jedoch im Anschluss an solche Übung der betrübte Satz: „Aber leider bin ich ja ich und nicht die Person, die ich eben gespielt habe." Als Psychodramaleiter kann man dann antworten: „Ja, das stimmt, aber immerhin warst du in der Lage, ihre Sichtweise einzunehmen, und deshalb können wir jetzt schauen, was du von der Person lernen kannst, bzw. was du brauchst, um das für dich Nützliche zu übernehmen." In der Arbeit mit dem „magischen 7. Tier" geschieht etwas Ähnliches und gleichzeitig leichter zu Bewältigendes. Meist stelle ich die Frage: „Welches Tier kann dir in dieser Situation weiterhelfen" bzw. „Welches Tier hat die Eigenschaften, die dir in dieser Situation fehlen?" Das dann gewählte Tier beherbergt die notwendige Kompetenz, ohne dass eine zusätzliche Konkurrenzthematik (wie wir sie leicht anderen kompetenteren Menschen gegenüber empfinden) dies überlagern könnte. Es fühlt sich im Gegensatz dazu sogar tröstlich an, ein Tier zu wählen, das einem wie ein imaginierter Schutzpatron seine Fähigkeiten leiht. Der Leser möge es ausprobieren. Die Menschheit hat schon seit der

Steinzeit mangelndes Eigenpotenzial durch die Identifikation mit Tieren ausgeglichen. Es handelt sich deshalb um einen zutiefst in uns verwurzelten Vorgang, mit dem wir oft bereits als Kinder spielerisch experimentieren („Jetzt bin ich mal ein Tiger; Uaah!!!“). Kapitel 4 hat sich ausgiebig mit der psychologischen Bedeutung von Tiersymbolen beschäftigt.

Abschließend zur Erläuterung der Arbeit mit dem „magischen 7. Tier“ möchte ich noch einmal zu Doris zurückkehren, von der ich bereits im 2. Kapitel berichtet habe. Zu ihren Tieren zählte ein mutiger Löwe, ein wissenschaftlich interessierter Hase, ein reiselustiger Grashüpfer, ein neugieriger, kleiner Hund, eine intuitive Maus und ein rosa Vogel, der sich ständig um alles und nichts Sorgen machte und in Aufruhr geriet. In Doris' Leben gab es in späteren Jahren eine Situation, die so belastend war, dass ihr gesamtes Inneres Team an seine Grenzen stieß. Ihre Mutter hatte einen Schlaganfall erlitten. An Doris als einzige Tochter, neben zwei Brüdern, wurde die Erwartung gestellt, der Mutter in dieser Situation beizustehen. Pflichtbewusstsein, Abgrenzungswünsche, Ängste vor eigenem gesundheitlichem Belastetsein, sich ausgenutzt fühlen von den Brüdern, Wut und Verzweiflung hielten sich die Waage. Der rosa Vogel wollte bald dekompensieren, denn keines der anderen Tiere im Team konnte ihm beistehen, da alle in irgendeiner Weise verstört waren. In dieser Situation brauchten wir dringend ein siebtes Tier. Doris wählte einen Steinbock, der mit ruhigem, ausgleichendem Temperament hoch oben auf Berge klettern konnte, um von dort aus die Lage zu beurteilen. In der Identifikation mit ihm, konnte auch sie inneren Abstand zu der Problematik gewinnen. Schulz von Thuns Grundsatz, im Einklang mit den inneren und den äußeren Bedingungen einer Situation das eigene Handeln auszurichten, fand hier Anwendung. Der Steinbock galt Doris als ein gleichmütiger innerer Berater, der ihr half, zwischen diesen beiden Polen abzuwägen. Sie fand Wege, sich im Umgang mit der erkrankten Mutter auf die Bereiche zu konzentrieren, die ihr ohne Dekompensation möglich waren, und die übrigen ohne Gewissensbisse an andere Menschen zu delegieren. Nach dieser Erfahrung mit dem inneren Steinbock wollte Doris ihn nicht mehr missen. Sie hat ihn bis heute als ihr „magisches 7. Tier“ behalten, wohl wissend, dass er für eine Persönlichkeitserweiterung steht, die zwar nicht zu ihrer Grundausstattung gehört, der

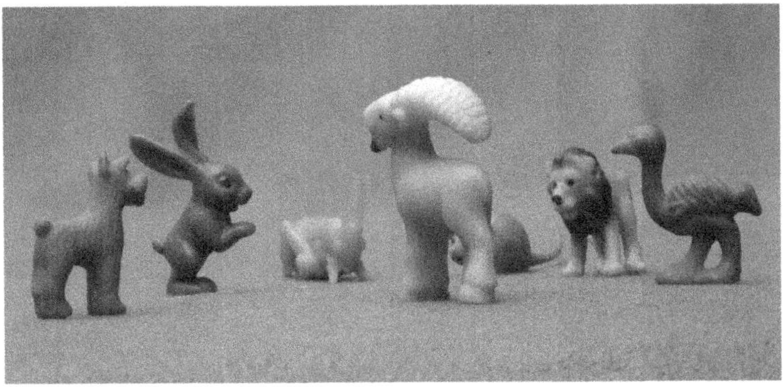

Abb. 7: *Das „magische 7. Tier" (Steinbock) im Inneren Team von Doris*

sie sich aber mehr und mehr annähern, und die sie sich dadurch zu eigen machen kann.

Das Innere Team mit Tieren in der Paararbeit

Es war naheliegend, die Technik des Inneren Teams mit Tieren auch in der Paararbeit einzusetzen. Die Sprachlosigkeit, das wechselseitige Versteckspielen, ein- oder gegenseitige Anklagen und Schuldzuweisungen, mit denen konfliktgeplagte Paare oft in die Arbeit einstiegen, bekamen dadurch unmittelbar eine neue Dynamik.

Für diesen Zweck lasse ich beide Partner jeweils sechs Tiere auswählen. Damit sie sich dabei nicht gegenseitig beeinflussen und vielleicht schon wieder von Neuem anstacheln, schreiben beide ihre Tiere (und zu jedem jeweils drei charakterisierende Eigenschaften) auf einen geheimen Zettel. Damit vermeide ich so etwas wie: „Aha, du wählst also einen Tiger. Da nehme ich mir doch lieber auch gleich einen Löwen, damit ich deinen eventuellen Angriffen nicht wehrlos ausgeliefert bin." Erst wenn beide mit ihren Notizen fertig sind, beginnen wir mit der Aufstellungsarbeit. Ohne etwas über den assoziierten Charakter seiner Tiere zu verraten, baut jeder seine Mannschaft vor sich in einem Kreis auf. Zu Belustigung und damit Spannungsabbau kommt es, wenn man merkt, dass manche Tiere von beiden Partnern ausgewählt wurden, und man sie sich deswegen gegenseitig „ausleihen“ muss.

Bevor jeder anfängt zu berichten, was ihn zur Wahl seiner Tiere bewegt hat, muss der jeweils andere schildern, wie die Tiere seines Partners auf ihn wirken. Ich stelle dann Fragen im Sinne von: „Welche Eigenschaften Ihres Partners / Ihrer Partnerin sehen Sie in diesem Tier, und was glauben Sie, was er / sie selbst damit verbindet?“ Erst wenn diese Phase abgeschlossen ist, beginnt jeder selbst über seine Tiere zu berichten. Nach der Vorstellungsrunde der Tiere sind oft aktuell schon wieder neue Emotionen (und alte Probleme) entfacht durch das, was die Partner sich gegenseitig an Kommentaren gegeben haben. Hier kann man unmittelbar ansetzen und nachfragen, welches der eigenen Tiere auf diese Äußerungen wie reagiert hat. In kürzester Zeit ergibt sich so eine Fülle an Ausgangsmaterial, welches hilft, Selbst- und Fremdwahrnehmung zu differenzieren, Stärken und Schwächen der Beteiligten zu sondieren, Liebe, Hass, Verletzlichkeit, Wut, Sehnsucht, Abhängigkeit und all die subtilen Gefühle herauszuarbeiten, für die man sonst in der Paararbeit viele (manchmal zähe) Stunden gebraucht hätte.

Auf den ersten Blick bereits eröffnet sich beiden Partnern in ganz unterschiedlicher Hinsicht eine neue Welt. Die Erfahrung des eigenen Inneren Teams mit Tieren bedeutet ja schon ein bisher ungewohntes Erleben der eigenen Person. So staunt jeder über die eigene Mannschaft und versucht zu verstehen, was seine Tiere ihm / ihr über ihn / sie verraten. Zugleich ist man damit konfrontiert und manchmal irritiert, was der Partner / die Partnerin von sich mitteilt. Das Paar begegnet sich plötzlich über ein Medium, das beiden noch fremd ist. Die eingespielten Be- und Abwertungsmuster sind zunächst außer Kraft gesetzt. Ziel der Arbeit mit dem Inneren Team mit Tieren ist, dass beide lernen, sich aus der Position des Oberhaupts oder Teamchefs gegenseitig zu respektieren. Dafür ist es wichtig, zwischen dem bewussten Ich und den verschiedenen Stimmen des Inneren Teams zu unterscheiden. Sind die Partner jedoch stark in gegenseitigen Schuldzuweisungen gefangen und mit denjenigen inneren Tieren identifiziert, die als Außenvertreter in der vorderen Kampflinie stehen, geraten sie nicht selten blitzschnell in ihr altes Fahrwasser. Manchmal braucht es an dieser Stelle schon einiges an therapeutischem Geschick.

In einem Falle erlebte ich es, dass der Mann einen Goldfisch in sein Team wählte. Andeutungsweise (eben eher stumm) kam zum Ausdruck, dass dieses Tier seine emotionale, verletzliche Seite ausdrücken sollte. Die Frau reagierte darauf sofort angewidert und aggressiv im Sinne von, wie könne man denn nur so einen ekligen Fisch in sein Team wählen; was müsse man für ein Mensch sein, dass man sich mit einem Fisch identifizieren könnte. Sie übertrug die Assoziation „kalt wie ein Fisch" auf das Tier, und all die Wut, die sie in vielen Situationen vorher erlebt hatte, weil ihr Mann sich nach ihrer Wahrnehmung hinter abgehobener Arroganz verschanzte, brach in der Aburteilung dieses Fisches aus ihr heraus. Sie, die sich sonst immer als Opfer fühlte, hatte damit gerade umgekehrt ein Opfer gefunden, das sich nicht wehren konnte. Der Mann, für den der Goldfisch etwas Zartes und Verletzliches darstellte, wurde durch die spontane Reaktion seiner Frau unmittelbar darin bestätigt, seinen Fisch auch weiterhin stumm sein zu lassen. So ließ er ihren Redeschwall wortlos über sich ergehen, bis auf ein kleines arrogantes Lächeln, das seine Lippen umspielte. Beide Partner waren auch mit dieser Methode sofort in ihrem jahrelang praktizierten Muster gefangen. Ich forderte die Frau auf, zu benennen, welche(s) von ihren Tieren gerade so wütend geworden sei. Ihre aburteilende Du-Botschaft wurde damit in eine Ich-Botschaft verwandelt, und sie konnte mehr Verantwortung für den Gefühlsanteil ihrer Aussagen übernehmen. Dann fragte ich den Mann, wie seine Tiere auf das Gefühlkarussell der letzten Minuten reagiert hätten, und welches von seinen Tieren sich gerade zu Wort melden würde. Seine zarte Seite war, wie zu erwarten, meilenweit hinter verschiedenen starken Tieren (Bär, Löwe u. ä.) verschwunden. Diese äußerten Dinge wie: „Solche überschäumenden Reaktionen kennen wir schon, das lassen wir nicht so an uns ran, das kann man alles nicht so ernst nehmen." Danach befragt, ob der Goldfisch auch etwas sagen möchte, grinste der Mann und meinte: „Nö, wieso auch; Fische sind doch bekanntlich stumm." Ich hatte das Gefühl, er hätte den Fisch am liebsten ganz aus dem Verkehr gezogen. Ich fragte, ob ich versuchen dürfte, für den stummen Fisch zu übersetzen, was der Mann mir erlaubte. Ich formulierte Sätze wie: „Ich bin die zarte und verletzliche Seite von XXX. Ich habe in meinem Leben gelernt, dass es gefährlich werden kann, sich mit dieser zarten Seite zu zeigen. Deshalb bleibe ich meist abgetaucht. Eben habe ich riskiert aufzutauchen und habe wieder gemerkt, dass mich meine dünne Haut vor Verletzung nicht schützen kann. Es war schlimm zu spüren, dass meine Frau mich so ablehnt und sogar ekelhaft findet. Deshalb befinde ich mich jetzt lieber wieder ganz tief auf dem Meeresgrund. Da geht es mir noch am besten." Beide Partner waren ganz still geworden. Die Frau brach in Tränen aus und rang nach Worten, um ihren Mann um Verzeihung zu bitten, wollte ihn am liebsten in den Arm nehmen. Er ließ dies geschehen, sichtlich bemüht dennoch Haltung zu bewahren. Man konnte spüren, wie sehr seine starken Tiere und der zarte Fisch gleichzeitig in ihm arbeiteten. In diesem Falle erwuchs durch mein Doppeln trotz vorheriger Abwertung des Fisches eine neue Qualität des Miteinanders. Basis dafür war, dass dieses Paar sich gegenseitig auch positiv berühren konnte. Liebe und Zuneigung waren – wenn auch verschüttet unter der Erde jahrelanger Grabenkämpfe – bei beiden noch vorhanden. Dass dies auch ganz anders sein kann, zeigt das folgende Beispiel.

Ein Mann hatte für seine Männlichkeit/Sexualität einen schwarzen Stier gewählt. Seine Frau reagierte darauf spontan mit herablassendem Lachen und den Worten: „Das ist doch jetzt nicht dein Ernst!?" Ich hatte schon vorher den Eindruck gehabt, dass die Beziehung zumindest von Seiten der Frau eigentlich bereits beendet sei und wurde durch diese Bemerkung noch weiter darin bestärkt. Sie hatte für ihren Mann in jeder Hinsicht nur noch Verachtung übrig, während er sich aus eher abhängiger Position heraus eine Fortführung der Partnerschaft wünschte. Hier ergab sich für mich durch ein Anknüpfen an den Stier ein Aufzeigen weiterer Perspektiven, die allerdings eher in einem Appell zu mehr Abgrenzung und Autonomie bestanden. Ich fragte den Mann, wie sich sein Stier fühlte, wenn er ausgelacht und nicht ernst genommen würde, und was dieser tun wollte, um seinen Stolz und seine Würde zu bewahren. Es wurde deutlich, wie sehr sich abhängige, depressive Tendenzen des Mannes gegen den für Autonomie stehenden Stier durchzusetzen versuchten. Diese Polarisierung hatte auch in der Partnerschaft Ausdruck gefunden. Je abhängiger und depressiver der Mann im Laufe der Jahre geworden war, je mehr er nach der Arbeit zuhause hockte, ohne Hobbys und eigene Interessen, nur ausgerichtet auf seine Frau, um so stärker und autonomer war sie geworden – so sehr, dass ihre eigenen Wünsche nach Nähe und Anlehnung ganz verschwunden waren. Sie verbrachte nicht nur beruflich bedingt viel Zeit außer Haus (das Paar hatte keine Kinder). Der Mann dagegen hatte mehr und mehr die Haushaltsführung übernommen und kritisierte seine Frau regelmäßig dafür, dass sie sich nicht genug bzw. nicht seinen Vorstellungen gemäß in diesen Angelegenheiten engagierte. Sie empfand ihn als pedantisch und kontrollierend und dadurch noch weniger anziehend.

Es handelte sich hier um eine klassische Situation der polarisierenden Aufteilung der vier menschlichen Grundstrebungen – dem Streben nach Nähe und Selbsthingabe mit dem Gegenstreben nach Autonomie und Selbstbewahrung sowie dem Streben nach Beständigkeit mit dem Gegenstreben nach Veränderung – die Fritz Riemann in seinem Buch „Grundformen der Angst“ so eingängig beschrieben hat. Eine meiner Klientinnen hatte viele Jahre zuvor diese Grundformen menschlichen Empfindens in vier Elefantenbildern zum Ausdruck gebracht (Mertens 2008), die mir auch heute noch in meinem Therapieraum zur Verfügung stehen. Ich legte die Bilder so aus, dass Strebung und Gegenstrebung (oben und unten, links und rechts) jeweils einander gegenüberlagen und erklärte dem Paar, dass diese vier Grundstrebungen in einem Gleichgewicht gehalten sein wollen, wenn man mit sich selbst aber auch in einer Partnerschaft glücklich und zufrieden leben will.

Ich schlug vor, dass wir gemeinsam überlegen könnten, wie sich die Tiere des Paares auf die vier in den Bildern dargestellten Grundstrebungen verteilen ließen. Es wurde deutlich, dass sich die Tiere des Mannes bis auf den Stier, der für Autonomie stand, bei den Bedürfnissen nach Nähe und Beständigkeit ansiedeln ließen, während die Tiere der Frau bis auf eine Katze auf dem Nähepol, sich bei den Wünschen nach Autonomie und Veränderung befanden. Die Katze aber wollte Nähe nur auf der Basis von Freiheit zulassen, die der Mann aufgrund seiner abhängigen Position nicht gewähren konnte. Mir blieb nichts anderes, als ihm mit auf den Weg zu geben, dass er mit *und* ohne Frau etwas für seine vernachlässigte autonome, männliche Seite, seinen inneren Stier, tun müsse. Er fühlte sich auch beruflich in einer Sackgasse (quasi kastriert), so dass die Beziehungsproblematik eigentlich nur noch die Spitze des Eisbergs war. An ihr zeigte sich, wie sehr er sich selbst aufgegeben und Verantwortung für Lebensfreude und Erfüllung an seine Frau delegiert hatte. Diese konnte und wollte diese Aufgabe nicht mehr übernehmen. Liebe und Zuneigung als Basis einer funktionierenden Partnerschaft war beiden über die Jahre eines zermürbenden Miteinanders abhanden gekommen. Ich empfahl dem Mann dringend, die Hilfe eines männlichen Psychotherapeuten in Anspruch zu nehmen. Aus einer abfälligen Bemerkung der Frau über den Stier des Mannes, bei der man aus therapeutischer Sicht erst einmal erschrocken innerlich zusammenzuckt, war dennoch eine fruchtbare Zusammenarbeit (allerdings ohne Happyend) erwachsen.

So wie durch das spontane Belächeln der Frau des für Männlichkeit stehenden Stiers sich im letzten Fall unmittelbar mitteilte, welche tiefe Kluft das Paar trennte, konnte ich immer wieder beobachten, dass vor allem sexuelle Disharmonie innerhalb der Partnerschaft durch gemeinsame Tieraufstellungen schnell evident und auch ansprechbar wurde. Grundsätzlich stelle ich die Tiere beider Partner zu Beginn einer gemeinsamen Aufstellung in zwei Reihen einander gegenüber. Dies ermöglicht, dass einzelne Tiere zur Annäherung einen Schritt vorwärts bzw. (um mehr Abstand zu gewinnen) rückwärts gehen können. Auf diese Weise wird deutlich, dass die einzelnen Anteile beider Personen in durchaus unterschiedlichem Maße zueinander Distanz und Nähe empfinden. Das Aushalten von Abgrenzungstendenzen wird leichter, zumal man immer wieder auf die Ebene des Teamchefs wechseln kann, der ohne innere Verstrickung mit einzelnen Teammitgliedern für seine Mannschaft sorgen kann – sich zur Not mit seinem Team zu einer inneren Ratsversammlung zurückziehen kann (bei der man seine Tiere etwas abseits in einem kleinen Kreis zusammenstellt). Beispielhaft sei ein junges Paar erwähnt, von dem folgende Tiere ausgewählt wurden:

von der Frau:
- eine Spinne (ruhig, stolz, zerbrechlich, scheu),
- ein Känguru (Mutter-Sein, Sehnsucht nach Weite und Ferne),
- eine Giraffe (schönstes Tier, stolz, langsam, friedlich)
- ein Elefant (schwer, langsam, ruhig),
- ein Schwein (zu dick, häuslich, selbstgenügsam),
- ein Schaf (Gemeinschaftssinn, naiv, friedlich);

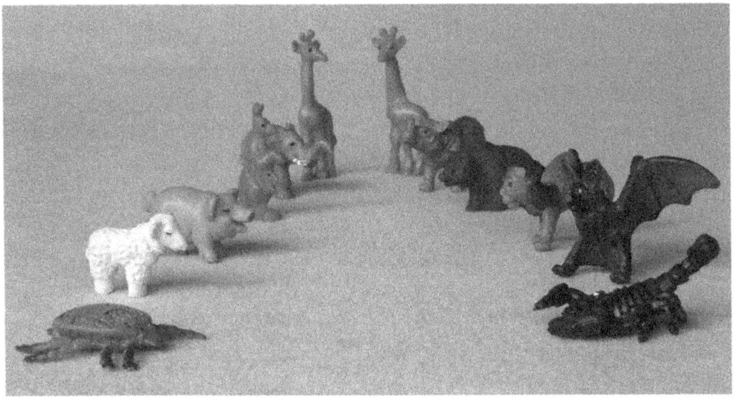

Abb. 8: *Gegenüberstellung der inneren Tiere von Frau und Mann in der Paartherapie*

von dem Mann:
- ein Skorpion (als der eigene Aszendent und Ausdruck sexueller Neugier und Potenz),
- eine Giraffe (groß, stolz, Karrieresuche),
- ein Bär (Vater-Sein, Geborgenheit geben),
- ein Löwe (Party-Löwe, König der Tiere, Kraft),
- eine Fledermaus (dunkel, dämonisch, abgründig, mysteriös, Ausdruck von Sexualität),
- ein Nashorn (gefährlich, überrennend).

Das Paar war zu mir gekommen mit der Frage, ob ihre Partnerschaft tragfähig sei, um gemeinsam im Ausland eine neue Existenz zu begründen. Während der Bär des Mannes und das Känguru der Frau sich in dem Wunsch nach Elternschaft einig waren und die gemeinsamen Giraffen auf durchaus ähnliche Lebensvorstellungen verwiesen, fanden sich bei den anderen Tieren in emotionaler und motivationaler Hinsicht doch große Unterschiede. Löwe und Nashorn des Mannes konnten in ihrer Egozentrik eine unheilige Allianz bilden, von der sich das auf Gemeinschaftssinn ausgerichtete Schaf der Frau überrollt fühlte. Zudem konnten die Tiere des Mannes ein solches Tempo entwickeln, dass dem mit ruhigem Temperament ausgestatteten Elefanten und dem häuslichen Schwein der Frau schwindlig wurde. Trotzdem zeigten sich Schaf, Schwein und Elefant kompromissbereit. Sehr viel schwieriger stellte sich das Miteinander auf sexueller Ebene dar. Die Tiere gaben uns hier eine Möglichkeit auf metaphorischer Ebene, ein sehr intimes Thema anzusprechen und ohne Scham- und Schuldgefühle zu diskutieren. Skorpion und Fledermaus des Mannes fanden die Spinne durchaus attraktiv. Jedoch konnte deren Zerbrechlichkeit aus Sicht der Frau auf keinen Fall mit der dämonischen, abgründigen Seite des Mannes mithalten. Die Sexualität des Mannes machte der Frau (ihrer Spinne und auch ihrem Schaf) Angst. Gleichzeitig war der Mann mit seiner Sexualität stark identifiziert. Er bzw. sein innerer Löwe waren davon überzeugt, dass seine Partnerin lernen müsse, offensiver mit seinen und ihren sexuellen Bedürfnissen umzugehen. Ein gegenseitiges Aufeinanderzugehen kam für den Löwen, das Nashorn, den Skorpion und die Fledermaus in dieser Sache nicht in Frage. Die Frau, die bereits längere Zeit vergeblich versucht hatte, den sexuellen Bedürfnissen ihres Partners gerecht zu werden, war aber ebenfalls an einem Punkt angelangt, an dem sie sich ihren eigenen Tieren gegenüber innerlich mehr verpflichtet fühlte. Trotz der heiklen Thematik gelang es dem Paar, die beiden Teams aus Sicht von Teamchef und Teamchefin zu betrachten. Sie konnten auf diese Weise recht nüchtern, und ohne sich gegenseitig kränken zu müssen, erkennen, dass sie (nicht nur) in sexueller Hinsicht sehr unterschiedlich waren und damit Gefahr liefen, immer weiter voneinander enttäuscht zu sein. Sie waren bereit, Respekt gegenüber der Andersartigkeit des / der Anderen zu zeigen und Verantwortung für die eigene Besonderheit zu übernehmen – mit der Konsequenz, dass sie sich gegen eine gemeinsame Zukunft im Ausland entschieden.

Ein Mehr an Miteinander entwickelte sich aus der gemeinsamen Aufstellung eines lesbischen Paares. Die beiden Frauen hatten jede sieben Tiere ausgewählt, die zum Teil intensiv, zum Teil weniger gut miteinander harmonierten. Zu dem gemeinsamen Zoo zählte auf der einen Seite:

- eine Löwin,
- ein Adler,
- ein Koalabär,
- eine Maus,

- ein Hai,
- ein Wildschwein,
- eine Giraffe;

und auf der anderen Seite:
- ein Steinbock,
- eine Schildkröte,
- ein Lämmchen,
- ein Wildpferd,
- eine Katze,
- eine Eule,
- ein Panther.

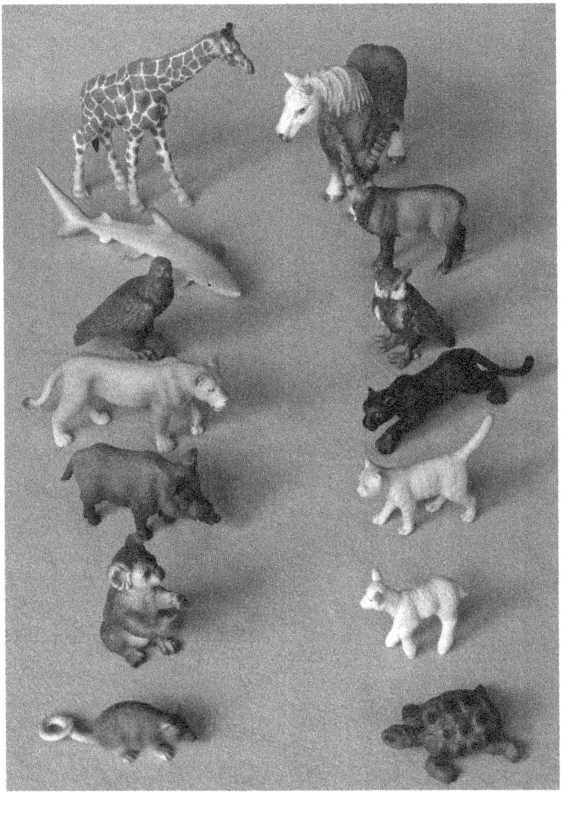

Abb.9: *Gegenüberstellung der inneren Tiere eines lesbischen Paares*

Bei dem Paar war eine bewusste Entscheidung für die Beziehung vorhanden, verbunden mit dem Wunsch, mehr Klarheit darüber zu gewinnen, worin die Gründe lagen, dass sie immer wieder in Disharmonie und Streit gerieten. In der gemeinsamen Arbeit wurde deutlich, dass der eher zurückgezogene, empfindsame und empfindliche Steinbock sich häufig von der (auch für Sexualität stehenden) Löwin in die Ecke getrieben fühlte, und dann gemeinsam mit der Schildkröte in die schützende Abwehr ging. Wir begannen, die sich daraus entwickelnden Reaktionsabläufe gemeinsam nachzuvollziehen. Die in ihrem Stolz gekränkte Löwin wurde einerseits zur verunsicherten kleinen Maus, die sich Schutz bei einem dann wütenden Wildschwein holte, das aber auch zum eiskalten Hai werden konnte. In dem anderen Team wollte das Wildpferd nur noch flüchten. Gute Koalitionen gab es dagegen zwischen kuscheligem Koalabär und schmusiger Katze und auf geistiger Ebene zwischen Adler und Eule. Auch war die Löwin dem Lämmchen eine willkommene Beschützerin. Gerne hätte die Löwin Kontakt mit dem eleganten schwarzen Panther bekommen. Der aber blieb zu ihrem Kummer als Einzelgänger in seinem Versteck und löste bei der Löwin immer wieder von Neuem Begehren und vergebliche Annäherungsversuche aus, von denen sich stattdessen der Steinbock in die Enge getrieben fühlte. Wir überlegten auf Teamchefinnen-Ebene, wo dieser für beide Seiten frustrierende Kreislauf zu durchbrechen war. Die Löwin holte sich ihre Giraffe als Beraterin zu Hilfe, um die Beziehungsebene künftig besser einschätzen zu können. Ihre Teamchefin bestätigte sie als schönes kraftvolles Tier, das sich für seine Eroberungsversuche nicht zu schämen brauche, jedoch lernen müsse, sie besser zu dosieren, wenn sie nicht immer wieder von Neuem vor den Kopf gestoßen werden wollte. Im Gegenzug dazu wollte die andere Teamchefin versuchen, bewusster Kontakt mit ihrem schon seit vielen Jahren emigrierten und verschollenen Panther aufzunehmen. Die beiden Frauen fanden eine interessante Form der eigenständigen Fortsetzung der Arbeit mit dem Inneren Team mit Tieren. Sie bauten ihre Tiere auf einem Tischchen in ihrer Wohnung auf. Wenn eine sauer war, Rückzug brauchte, Annäherung suchte oder stark auf sich selbst konzentriert war, drückte sie dies in der Anordnung ihrer Tiere aus. Die Andere „antwortete“ in entsprechender Weise, so dass sich zwischen den beiden Frauen neben ihrer normalen Gesprächsebene ein weiteres Kommunikationsmedium aufgetan hatte, das auch subtilere Botschaften übermitteln konnte.

Grundsätzlich stellt sich Paararbeit immer als ein gleichzeitiges Mit- und Nebeneinander inter- und intrasubjektiver Aspekte dar. Das heißt sowohl die Dynamik innerhalb der beteiligten Personen als auch die Dynamik zwischen ihnen will gleichzeitig jongliert und im Gleichgewicht gehalten werden. Diese Komplexität, die auch ohne innere Tiere vorhanden ist, wird mit ihnen aber überschaubarer und begreifbarer.

Der Einsatz des Inneren Teams mit Tieren innerhalb von Supervision und Gruppenarbeit

Im Rahmen meiner Supervisionstätigkeit kann ich das Innere Team mit Tieren in unterschiedlicher Weise zum Einsatz bringen. Schließlich war es eine Supervisionsgruppe ehrenamtlicher Beraterinnen des Kinder- und Jugendtelefons, die mich im Jahre 2004 zur Entwicklung der Methode inspirierte (vgl. Kapitel 1). Die Teilnehmerinnen wollten sich den Ansatz des Inneren Teams für ihre Telefonarbeit zunutze machen. In der Aufbereitung des Materials wurde für mich damals deutlich, dass Schulz von Thuns Kommunikationsmodell ausschließlich auf die Klärung situationsspezifischer Konflikte ausgerichtet war. Der Einsatz der Tiere dagegen bot und bietet noch heute ein Instrument, mit dem innere Stimmen, Persönlichkeitsanteile und -strukturen im Schutze eines Symbols in kleinen Schritten („Such mal *ein* Tier dafür, wie es dir hier im Team geht“) mit gleichzeitig langfristiger Wirkung herausgearbeitet werden können. Gerade die von Schulz von Thun gewählten Bezeichnungen für innere Teammitglieder, die darauf ausgerichtet sind, sich selbst mit mehr Abstand und Selbstironie zu betrachten („Frau Allwissend“, „Mr. Sunnyboy“), könnten zu nachträglichen Hänseleien innerhalb der Gruppe führen. Das Gegenteil von dem, was Supervision erreichen soll, wäre erreicht. Die positive Wirkung, die Tiere stattdessen auf uns Menschen haben, wurde in Kapitel 4 eingehend erläutert. Hinter dem als Symbol gewählten Tier kann sich außerdem sehr vieles verbergen, das aber nicht unbedingt im Rahmen der Supervisionsrunde veröffentlicht werden muss. Die Tiere entfalten ihre Dynamik, auch ohne dass alles ausgesprochen und benannt wird. Die folgenden Praxisbeispiele sollen dies verdeutlichen.

In den relativ großen Teams ehrenamtlicher Mitarbeiter (Kinder- und Jugendtelefone, Hospizarbeit), bei denen die Teilnahme an Supervision zwar gewünscht aber nicht immer verlangt werden kann, treffe ich bei jeder Sitzung auf eine unterschiedliche Gruppenzusammensetzung und variierende Gruppengrößen. Bei der Ausübung ihres Ehrenamtes sind die Leute meist ganz allein auf sich gestellt, so dass sie untereinander bis auf die Teamsitzungen im Allgemeinen keine Berührungspunkte haben. Ca. alle zwei Jahre wird neu ausgebildet, so dass sich die Gruppe in einem kontinuierlichen Umwandlungsprozess befindet („Alte" gehen, „Neue" kommen). Ich habe es hier mit Gruppen zu tun, bei denen Menschen mit völlig unterschiedlicher beruflicher Herkunft und unterschiedlicher Motivation – manche wollten nur neue Kontakte knüpfen, manche sich sozial engagieren, manche der Oberflächlichkeit ihres Alltags entfliehen – sich zu einer gemeinsamen Aufgabe zusammenfinden. Ziel der Supervisionen ist, neben den Fallbesprechungen ein vertrauensvolles Miteinander in der Gruppe zu fördern sowie den Einzelnen in seinem persönlichen Entwicklungsprozess anzuregen. Die Tiere des Inneren Teams bieten hier ein Instrument, mit dem ich in kürzester Zeit eine Ebene von Ernsthaftigkeit und Achtsamkeit (keine Kaffeeklatsch-Atmosphäre), Respekt (trotz Unterschieden in der sozialen und beruflichen Herkunft) und Vertrauen (ohne misstrauisches Fremdeln, bei dem keiner etwas von sich verraten möchte) erreicht wird. Allein die Anweisung „Wählen Sie bitte ein Tier, das symbolisiert, wie es Ihnen zur Zeit in Ihrer ehrenamtlichen Arbeit geht", befriedigt mit einem einzigen Schritt die ganze Aufgabenpalette dieses nicht ganz einfachen Supervisionsjobs. Das ausgewählte Tier bringt die Menschen sowohl mit sich selbst als auch ihrer ehrenamtlichen Tätigkeit sowie untereinander in Kontakt. Wir begeben uns auf eine Ebene, auf der nicht Abitur und kluge Worte, sondern Authentizität, Introspektionsbereitschaft und -fähigkeit zählen – genau jene Tugenden, die Grundlage dafür sind, die oft an die persönlichen Grenzen führende ehrenamtliche Tätigkeit bewältigen zu können. Im Gespräch über die Tiere der einzelnen Teilnehmer erfahren wir sehr viel mehr voneinander, als hätte ich nur die Frage gestellt: „Wie geht es Ihnen zur Zeit mit Ihrer ehrenamtlichen Tätigkeit?" Rechte und linke Gehirnhälfte, d. h. sowohl die rational-logische als auch die bildhaft-intuitive, sind bei diesem Prozess beteiligt und sorgen für mehr Lebendigkeit des Austausches. Ich kann die Übung noch stärker auf die gruppendynamische Ebene erweitern, indem ich alle anderen oder nur den jeweiligen Vorredner einlade, Mutmaßungen anzustellen, was ein Tier darüber verrät, wie eine Person sich gegenwärtig in der Arbeit fühlt. Jeder ist neugierig zu erfahren, wie ihn die anderen einschätzen. Dies erzeugt gleichzeitig den Effekt, dass Selbst- und Fremdwahrnehmung miteinander abgeglichen und geschult werden können.

Weitere, mehr gezielte Einsatzmöglichkeiten ergeben sich für das Innere Team mit Tieren in professionellen Teams. Diese Supervisionen werden vom Auftraggeber zeitlich meist so gelegt, dass alle Mitglieder anwesend sind. In solchen Teams arbeiten die Kollegen oft schon seit vielen Jahren zusammen. Alte, unverdaute Geschichten wirken manches Mal auf das Miteinander ein, ohne dass darüber gesprochen wird. Als Supervisorin wundert man sich dann nur über die seltsam angespannte Atmosphäre in der Gruppe. Je mehr Angst vor Repressalien vorhanden ist, so z. B. in stark hierarchisch gegliederten Teams, desto stärker wirkt ein unausgesprochenes Tabu wie ein geheimes Redeverbot, bestimmte Themen zu berühren.

Zu den Tabuthemen kann z. B. zählen, dass ein einzelnes Mitglied ausgegrenzt wird. Es hat niemanden, der sich für es einsetzt und traut sich selbst nicht (mehr), sich zu wehren. Dieser Zustand bewirkt, dass es zunehmend Fehler macht oder häufig krank ist, wodurch die anderen noch mehr in ihrer abfälligen Meinung bestätigt werden. Über die Übung „Wählen Sie bitte ein Tier, das ausdrückt, wie Sie sich in ihrer Arbeit fühlen" kann die gemobbte Person ein Hilfesignal senden, das zumindest von mir aufgegriffen werden kann. Für diesen Zweck führe ich bei Supervisionen stets ein Kästchen mit meinen kleinen Tieren mit in meinem Gepäck. So wählte in einem Team, das aus drei Männern und vier Frauen bestand, eine Frau für sich eine kleine graue Maus. Die anderen sechs Mitglieder der Gruppe entschieden sich für Giraffen, Bären und ähnliche eher große Tiere. Der Leiter, ein abgegrenzt und streng wirkender Mann in den Dreißigern, war an diesem Tag nicht dabei. Um meinen Eindruck noch weiter zu vervollständigen, bat ich die Anwesenden, dass jeder in einem vorgegebenen Areal sein Tier so platzieren möge, wie er sich innerhalb des Teams fühle (mitten drin, mehr außerhalb, nah bei wem?). Die Frau setzte ihre Maus sofort (ohne auf die Platzierung der anderen zu achten) so weit wie möglich an den Rand. Die übrigen Kollegen gesellten sich mehr oder weniger im Mittelfeld zueinander. Nachdem jeder seinen Platz gefunden hatte, lud ich das Team ein, sich ein Gesamtbild von der Aufstellung zu machen. „Stellen Sie sich vor, dies wäre die Aufstellung eines fremden Teams, über das Sie sonst nichts weiter wissen. Welchen Eindruck vermittelte Ihnen die Anordnung der Tiere?“ Recht schnell kamen wir darauf zu sprechen, dass die Maus so weit draußen alleine stand. So bildhaft mit dieser Tatsache konfrontiert, zeigten sich die anderen Teammitglieder zwar nicht solidarisch mit der Kollegin, doch wurde Anteilnahme und Betroffenheit deutlich. Ich fragte die Frau: „Wie lange fühlen Sie sich schon so am Rande, und wissen Sie noch womit es angefangen hat, dass Sie zu dieser Maus hier wurden?“ Sie berichtete, dass sie schon sehr lange in ihrer Abteilung sei, auch sehr viel länger als der Chef, der erst vor ein paar Jahren dazu gekommen sei. Er wäre mit ihrer Arbeit von Anfang an nicht zufrieden gewesen, trotz ihrer Bemühungen, ihm entgegen zu kommen, und seitdem würde sie sich so fühlen wie diese Maus. Auf meine Frage an die Anderen „Haben Sie dies auch so wahrgenommen?“, bestätigten diese den geschilderten Verlauf (so weit sie entsprechend lange schon dabei waren), sahen sich ihrerseits aber auch nicht in der Lage, in dieser Sache zu vermitteln. Um mir ein Bild davon zu machen, welche Rolle in diesem System der nicht anwesende Leiter innehatte, bat ich jeden, für diesen ein Tier zu wählen, das dem entsprach, wie sie ihn wahrnahmen. Hier zeigte sich, dass die einzelnen Teammitglieder unterschiedlich auf ihn reagierten. Manche fühlten sich dem Mann fast freundschaftlich verbunden und wählten für ihn ähnliche Tiere, wie sie vorher für sich selbst gewählt hatten. Manche empfanden ihn als eher neutral und für die eigene Tätigkeit nicht so wichtig. Ein Mann wählte für ihn ein Krokodil, ohne sich weiter dazu äußern zu wollen. Die Frau entschied sich für einen Drachen. Von mir befragt, ob sie eine Idee hätte, wie dieser Zustand zu ändern sei oder einen Wunsch an mich hätte für künftige Supervisionssitzungen, verneinte sie dies. Sie befände sich nun schon so lange in dieser Situation, habe sich mehr oder weniger damit abgefunden und hätte auch nicht mehr allzu viel Zeit bis zu ihrer Pensionierung durchzustehen. Trotzdem wirkte die Kollegin jetzt schon viel entspannter als zu Beginn der Sitzung und in den Supervisionen davor, in denen sie in der Tat den Eindruck einer gehetzten kleinen Maus gemacht hatte, die sich fürchtete erwischt zu werden. So blieb mir nur die Anregung, die Kollegin möge sich ein weiteres Tier auswählen, das ihr zukünftig in ihrem Berufsalltag beistehen könne. Sie entschied sich für eine Katze. Sie habe selber Katzen und würde diese für ihre Unabhängigkeit bewundern. Diese Tiere würden so lieb und weich wirken und könnten sich gleichzeitig bei Bedarf sehr effektiv zur Wehr setzen. Damit beendeten wir die Sitzung. Allein das Benennen einer bislang totgeschwiegenen Sache entfaltete hier eine entlastende Wirkung. Durch Verlagerung der Szenerie in die Tierwelt war ein Medium geschaffen worden, mit dem jeder sich und seine Position ohne Gesichtsverlust ausdrücken und gleichzeitig Respekt vor den anderen „Tieren" entwickeln konnte.

In einer zweigruppigen sozialpädagogischen Einrichtung, deren Mitarbeiter seit vielen Jahren durch tiefgreifende Konflikte in verschiedene Lager gespalten waren, brachte der Einsatz der inneren Tiere eine erste Annäherung. In dem – aus einem Mann und fünf Frauen bestehenden – Team wurden zwei Frauen (die untereinander eng zusammenhielten) von den anderen vier Personen aufgrund ihres autoritär-direktiven Erziehungsstils abgelehnt. Es hatte bereits Elternbeschwerden gegeben. Keiner der vier Anderen wollte in der Gruppe dieser zwei Frauen mitarbeiten. Mein Vorschlag, der Frontenbildung entgegenzuwirken, indem sich die zwei Frauen trennten und auf beide Gruppen verteilten, wurde von *allen* Beteiligten abgelehnt. Als weitere Schwierigkeit kam hinzu, dass der einzelne Mann, der über Monate durch Krankheit ausgefallen war, von allen Frauen trotz seiner Genesung als Drückeberger empfunden wurde. Auch mit ihm wollte keine zusammenarbeiten. Vielleicht wundert es nicht, dass er von der Leiterin der Gruppe der o.g. zwei Frauen zugewiesen worden war. Ich war also in den Supervisionen konfrontiert mit einem Team, von dem sich drei Personen in ihrer Untergruppe (zu der auch die Leiterin gehörte) sehr wohl fühlten und von ihrer pädagogischen Arbeit überzeugt waren, und drei Personen, die von den anderen abgelehnt wurden und zusätzlich untereinander (der Mann gegen die zwei Frauen und umgekehrt) zerstritten waren. In den Sitzungen verhielten sich die beiden Frauen schüchtern, fast ängstlich – ich vermutete, aus Sorge, sie könnten auch von mir als übergriffig kritisiert werden. Der Mann zeigte sich dagegen recht selbstbewusst. Bei Vorwürfen zu seiner Arbeitsmoral, die von allen fünf Frauen geäußert wurden, konterte er, dass er das gar nicht so sehe. In dieser von gegenseitiger Ablehnung und Überheblichkeit gekennzeichneten Atmosphäre im Team erschien mir die Arbeit mit den inneren Tieren als hoffnungsvoller Versuch, ein respektvolleres Miteinander anzuregen. Ich brachte deshalb meine großen Tiere mit in die Supervisionssitzung und baute diese auf dem Tisch, um den wir saßen, auf. Allein dieses Aufgebot an (durch die Ausdruckskraft der großen Tiere) symbolisierter tierischer Energie hat immer wieder eine faszinierende, auflockernde Wirkung.

Im Hinblick auf die in dem Team bestehenden Ambivalenzen gab ich die Anweisung: „Suchen Sie sich bitte ein Tier aus, das dafür stehen kann, wie Sie sich hier in der Einrichtung fühlen; wenn eines nicht ausreicht, können Sie auch gerne ein zweites dazu nehmen." Die Teammitglieder wählten folgende Tiere:

- der Mann einen Bären (kann sich gut behaupten und lässt sich schon gar nichts von einer Übermacht von fünf Frauen gefallen) sowie einen Esel (fürchtet sich, zum Esel gemacht zu werden),
- seine unmittelbaren Kolleginnen eine Kuh (mütterlich und sanft) sowie einen Stier (kann wütend werden),
- einen Bernhardiner (kann beißen aber auch Leben retten), sowie ein Schaf (ist sanft und manchmal naiv).

Die drei Frauen der anderen Gruppe wählten:

- ein Reh (freundlich und ein bisschen scheu) sowie einen Hirsch (ist stolz und kann sich wehren),
- die Leiterin eine Schildkröte (kann sich unter ihrem Panzer verkriechen) sowie einen Vogel Strauß (hat mit seinem langen Hals einen guten Überblick),
- die eine Kollegin nur eine einzelne Katze (ist unabhängig, aufmerksam und wehrhaft).

Meine nächste Frage war: „Welches Ihrer Tiere steht jetzt im Moment im Vordergrund, und was sagt es darüber, wie es Ihnen gerade geht?“ Diese Austauschrunde förderte ein lebendiges Miteinander zutage, bei dem man einfach nur mal neugierig auf die Tiere der einzelnen war. Aus dieser gelösten Stimmung heraus, war es nicht verwunderlich, dass bei den Mitarbeitern die eher friedfertigen Tiere im Vordergrund standen (bis auf den Mann, der von Anfang an seinen Bären in den Vordergrund gestellt hatte).

Ich konnte die Tiere im nächsten Schritt auch nutzen, um die Strukturen innerhalb der Einrichtung deutlicher aufzuzeigen. Dazu gehörte z.B. die Doppelrolle der Leiterin, die zusätzlich Mitarbeiterin in der einen Gruppe war und dieser allein deshalb ein besseres Ansehen verlieh. Gleichzeitig litt die Leiterin unter der Doppelbesetzung, was sich auch in ihren Tieren ausdrückte: Die Schildkröte, die sich am liebsten unter ihren Panzer zurückziehen wollte und immer das Gefühl hatte, zu langsam zu sein, um die Fülle an Aufgaben in der zur Verfügung stehenden Zeit bewältigen zu können und der Vogel Strauß, der zwar mit seinem langen Hals einen guten Überblick hatte, aber auch schnell weglaufen konnte und durchaus gerne mal den Kopf in den Sand steckte.

Eine weitere Möglichkeit, die ich auch in diesem Team nutzte, besteht darin, die Tiere einmal in der Reihenfolge der Dienstzugehörigkeit aufzustellen. Dazu erkläre ich gerne, dass sich die „wahre“ Position und der damit verbundene Einfluss der einzelnen Mitarbeiter, neben dem offiziellen Dienstgrad, aus mehreren Faktoren rekrutiert: dem Lebensalter (das in diesem Team ungefähr gleich verteilt war), der Qualität der Ausbildung und der Dauer der Dienstzugehörigkeit. Hier wurde deutlich, dass eine, der als übergriffig kritisierten, Frauen zwar nur einen geringen Ausbildungsgrad hatte, dafür aber am längsten von allen in der Einrichtung tätig war, unmittelbar gefolgt von ihrer Kollegin. Die gemeinsame Betrachtung der Tiere und ihrer Positionen förderte in dem Team einen Prozess der allmählichen Lösung von der ausschließlichen Betrachtung des Geschehens nur durch die Brille des eigenen Standpunktes. Jeder schaute mehr mit dem Blickwinkel seines bewussten Ich auf das Geschehen und fühlte sich deshalb weniger als Schuldiger oder Unschuldiger. Eine weitere Entspannung ergab sich durch meinen Hinweis, dass die konfliktgeplagte Untergruppe gute Chancen auf mehr Kooperation haben könnte, wenn der Mann sich trauen könnte, sein Eselchen (das sich vor Abwertung fürchtete) mehr mit in das Geschehen einzubeziehen. Schließlich seien Schaf, Kuh und Esel doch ähnliche Huftiere, die gemeinsam auf einem Bauernhof zuhause wären. Mit diesen Worten stellte ich die drei Tiere einmal nebeneinander. Unmittelbar übertrug sich der Charakter dieses friedfertigen Bildes auf uns alle. Das Lächeln, das die drei sich untereinander fast etwas schüchtern schenkten, war für mich ein guter Abschluss dieser intensiven Supervisionssitzung. Als ich zur nächsten Supervision in diese Gruppe kam, berichtete die „Katze“ fast ärgerlich, seit neuestem würden die in der anderen Gruppe wohl „Friede, Freude, Eierkuchen“ miteinander machen. Vorher hätten die sich immer bei ihr übereinander beschwert. Sie würde sich von denen doch nicht veräppeln lassen. Hier tat sich also eine neue Variante des Miteinanders auf. Es wurde deutlich, dass die vormals zerstrittene Gruppe durch mehr Einigkeit Irritation und Machtverlust bei anderen auslöste. Ebenso konnte ich erkennen, um welch kraftvolles Instrument es sich bei den inneren Tieren handelte.

In Arbeitsgruppen, die weniger durch jahrelange interne Grabenkämpfe belastet sind, kann das Innere Team mit Tieren sehr viel umfassender eingesetzt werden. Unterschiede und Gemeinsamkeiten in Wahrnehmung und Arbeitsstil können deutlicher herausgearbeitet werden. Beispielhaft sei die Supervision in einem aus vier Frauen bestehenden pädagogischen Team erwähnt. In dieser kleinen Gruppe, die schon einem Familienverband ähnelt (weshalb die beschriebene Übung auch familientherapeutisch genutzt werden könnte ebenso wie in der Paararbeit), konnte ich das Innere Team mit Tieren mit folgender Anweisung einsetzen: „Suche ein Tier für jedes Teammitglied, einschließlich dir selbst, und schreibe deine Zusammenstellung für die anderen nicht sichtbar auf eine Karte.“ Damit wollte ich (ähnlich wie in der Paartherapie) vermeiden, dass sich die Beteiligten gegenseitig bei der Auswahl beeinflussen.

Als jede fertig war, baute sie „ihr“ Team aus Tieren vor sich auf. Auch hier mussten Tiere „ausgeliehen“ werden, weil sie doppelt gewählt wurden, was aber nicht störend, sondern eher erheiternd war. Gemeinsamkeiten in der Wahrnehmung schaffen Gefühle des Verbundenseins. (Man kann bei der Betrachtung aller vier Teams gleichzeitig, Tiere auch durch entsprechend beschriftete Karteikarten ersetzen.) Bevor jede verriet, welches Tier für wen gewählt worden war, forderte ich auf, dass jede aus ihren Tieren eine kleine Aufstellung gestaltete: „Wie dicht stehen die Tiere zueinander? Wer guckt wohin? Wer steht nah bei wem oder weiter weg?" Nachdem jede ihren Eindruck bildhaft ausgedrückt hatte, lud ich dazu ein, einen globalen Blick auf die vier Versammlungen zu werfen. „Welche Tiere finden sich in den einzelnen Gruppen? Sind wir im Raubtierkäfig oder im Zirkus oder auf dem Bauernhof gelandet? Ähneln sich die vier Aufstellungen? Stehen alle brav im Kreis oder immer zwei und zwei beieinander oder immer drei gegen einen?" Mit diesem Blickwinkel aktiviere ich in jeder einzelnen Person den „Teamchef" (das bewusste Ich), der mit weniger emotionaler Anhaftung das Geschehen beurteilen kann.

Als diese Phase abgeschlossen war, gingen wir die Teamaufstellungen einzeln durch. Jede der Frauen musste dabei zuerst Vermutungen darüber anstellen, welches Tier wohl für wen gewählt worden war und begründen, weshalb sie dies annahm. Selbst- und Fremdwahrnehmung wurden wieder angeregt und miteinander abgeglichen. Erst zum Schluss kam es dann zur Auflösung „der vier Rätsel", wobei für die Beteiligten im Vordergrund stand, ob sie mit ihren Annahmen richtig gelegen hatten oder nicht. Sie konnten vergleichen, inwieweit das Bild, das sie von sich selbst hatten, mit dem übereinstimmte, wie sie von den drei anderen gesehen worden waren. Es ergab sich ein so vielfältiges und lebendiges Miteinander, dass man bedauerte, dass die Zeit der Supervisionssitzung abgelaufen war.

Abschließend möchte ich ein Beispiel dafür geben, dass beim Fehlen einer vertrauensvollen Arbeitsbasis auch kein Inneres Team mit Tieren den Supervisionsprozess unterstützen kann. So war in einem Team der vorherige Supervisor noch während seiner Tätigkeit eine Liebesbeziehung mit der stellvertretenden Leiterin eingegangen (was ich erst im Nachhinein erfuhr). Eigentlich war die Gruppe durch dieses Fehlverhalten des Mannes traumatisiert und stand der Supervision nun grundsätzlich misstrauisch gegenüber. Keiner wollte oder wagte diesen Umstand mir gegenüber anzusprechen, zumal sich die durchaus dominante stellvertretende Leiterin, die nach wie vor mit dem Supervisor liiert war, davon hätte brüskiert fühlen können. Interessanterweise war es auch diese Frau, die dann nach einigen Sitzungen einen Streit mit mir inszenierte, in dessen Nachfolge sie darauf bestand, mit mir keine weiteren Supervisionen mehr durchführen zu wollen.

7 Welche Tiere man braucht – Die Top 50: Das identitäts(ab)-bildende Spektrum der Tiersymbole

Von meiner im Laufe der Jahre eher zufällig entstandenen Sammlung aus über 130 Tierchen wurden bestimmte Tiere überproportional häufig gewählt, andere dagegen so gut wie nie. Zu den Favoriten gehörten die klassischen Zootiere: Löwe, Elefant, Giraffe, Affe oder Nashorn. Aber auch typische Haus- und Hoftiere wie Hund, Katze, Schaf, Schwein oder Pferd fanden häufig Erwähnung. Reptilien wie Schlange, Schildkröte, Krokodil wurden zum Teil extra nachgefragt. Lama, Tapir, Auerhahn, Fasan, Mücke, Fliege, Mammut oder Dinosaurier fanden stattdessen gar kein Interesse. Ich hatte den Wunsch, meine Tiersammlung auf die wirklich bedeutsamen Exemplare zu begrenzen; denn je mehr Auswahl vorhanden war, desto umständlicher wurde es für meine Klienten, das für sie Passende herauszufinden. Manche von ihnen prüften viele Minuten lang gewissenhaft jedes einzelne der 130 Tiere, bevor sie sich für ihre innere Mannschaft entscheiden konnten. Andere griffen blitzschnell, fast wahllos sechs Tiere heraus und verzichteten nach meinem Eindruck ganz darauf, sich erst einmal einen Überblick über das Angebot zu verschaffen. Wie konnte ich ein angemessenes Spektrum identitäts(ab)bildender Tiere berücksichtigen, ohne durch eine unüberschaubare Menge zu überfordern?

Bei meiner Suche nach Selektionskriterien erschienen mir jene Tiere, zu denen viele Menschen schon als Kinder Zugang gefunden hatten, von Interesse. Ich ging davon aus, dass die Kindheit als Zeit mit besonderer Intensität des Erlebens ein stärker emotional geprägtes Verständnis einzelner Tiere hervorrief. Kos und Biermann hatten in ihren Untersuchungen zum Test „Die verzauberte Familie“ festgestellt, dass die unter 10-jährigen Probanden zu 40% reine Tierfamilien gezeichnet hatten (während die Tendenz zur Wahl von Tiersymbolen mit zunehmendem Alter abnahm), und auch Brem-Gräser hatte sich in den Evaluationen des Tests „Familie in Tieren“ auf die Gruppe der

10-Jährigen konzentriert. Hinzu kommt, dass nach tiefenpsychologischem Verständnis die prägenden Erfahrungen zur Herausbildung einzelner Komplexe und damit auch die Grundlagen der Persönlichkeitsstruktur oft schon in der Kindheit anzusiedeln sind. Wenn Tiersymbole archetypische Bedeutung haben und als Metapher für unterschiedliche menschliche Regungen gelten können, müsste auch 10-Jährigen der gleichnishafte Charakter von Tieren bereits vertraut sein.

Ein ganz kleines Kind reagiert zunächst mit natürlicher Neugier auf alles, was da kreucht und fleucht. Es hat weder in positiver noch in negativer Hinsicht besonderen Respekt vor der tierischen Existenz und würde wohl auch neugierig auf einen Löwen zukrabbeln, um sich in dessen Mähne hineinzuschmiegen. Erst im weiteren Verlaufe der Kindheit lernen wir, dass manche Tiere gefährlich oder unappetitlich sind. Unsere Eltern vermitteln uns diese Informationen entsprechend ihrer eigenen Einstellungen, bzw. um uns davor zu bewahren, dass wir jeden Hund streicheln oder Regenwürmer und Käfer essen wollen. Wir entwickeln Gefühle von Ekel, Abscheu, Angst oder von Liebe und Hingabe gegenüber bestimmten Tierarten. Besondere Bedeutung und eine spezielle emotionale Tönung erhalten diejenigen Tiere, die Kinder aus Märchen und Fabeln kennen, z. B. „Der Froschkönig“, „Der gestiefelte Kater“, „Der Wolf und die sieben Geißlein“, „Rotkäppchen“, „Das hässliche Entlein“, „Die Bremer Stadtmusikanten“, „Der Hase und der Igel“. Brem-Gräser (2006, 32) schreibt dazu:

> „Solange die Kinder im Märchenalter leben, sind sie noch mehr oder weniger eins mit der Welt. Obwohl durch das erste Trotzalter und dem damit verbundenen Icherwachen eine erste Eigenständigkeit erreicht wird, rettet sich das Kind doch in der Märchenwelt ein Stück Zauber des Einsseins und der grenzenlosen Möglichkeiten. Die Tiere sind den Kindern noch Brüder und Schwestern, die im Märchen ebenso sprechen und handeln wie sie selbst.“

Aber auch Kinderlieder prägen die Einstellung gegenüber den besungenen Tieren und lassen sie innerlich an Präsenz gewinnen. Viele von uns sind mit „Alle meine Entchen“, „Hopp, hopp, hopp, Pferdchen lauf Galopp“ oder „Fuchs du hast die Gans gestohlen“ aufgewachsen. So lernen wir bereits in der Kindheit eine große Anzahl von Tieren kennen, auf die wir mit unterschiedlichen Gefühlen reagieren. Auch Tierphobien, die sich z.B. auf Hunde, Schlangen oder Spinnen beziehen, entstehen häufig im Alter von acht bis zehn Jahren. Neben Zoo- und Zirkustieren kennt fast jedes Kind die klassischen Haustiere, vor allem diejenigen, mit denen es in seinem unmittelbaren Lebensumfeld Kontakt hat. Es kennt die wildlebenden Tiere, die in der heimischen Natur zu beobachten sind, z.B. Kaninchen, Hasen, Rehe, Igel oder Frösche. Das Kind hat Bekanntschaft gemacht mit einheimischen Insekten wie Bienen, Hummeln, Wespen, Mücken, Spinnen, Libellen, Marienkäfern, Fliegen und Schmetterlingen. Tiersendungen im Fernsehen ergänzen, was dem Kind nicht aus eigenem Erleben zugänglich ist. Ebenso hat es einige der Sprichwörter und Redewendungen kennengelernt, die in unserer Sprache Tiere als Metaphern verwenden, um menschliches Verhalten zu charakterisieren, z.B.: „Wenn es dem Esel zu gut geht, geht er aufs Eis." „Der Spatz in der Hand ist besser als die Taube auf dem Dach." „Ein Elefant im Porzellanladen"; „ein Wolf im Schafspelz"; „den Kopf in den Sand stecken" und damit „Vogelstraußpolitik" betreiben; „eine Kröte schlucken müssen".

Die Untersuchungen von Brem-Gräser geben Einblick in ein Spektrum der Tierwelt, das auch 10-Jährigen schon bekannt ist. Brem-Gräser ließ 2022 Kinder der o.g. Altersgruppe in einem ersten Testdurchlauf drei beliebige Tiere zeichnen und wertete die Darstellungen nach Häufigkeit der Nennungen aus. Es wurden insgesamt 55 verschiedene Tierarten gewählt – eine große Bandbreite, wenn man bedenkt, dass die Kinder erst 10 Jahre alt waren, und die Aufforderung lediglich lautete: „Zeichne drei Tiere". Die Auswertung zeigt, dass es vielen Kindern wichtig war, bei ihren Abbildungen sowohl Kriechtiere (exemplarisch „die Schlange") als auch Säugetiere (exemplarisch „den Hase"), Vögel und Fische zu berücksichtigen. Immerhin fallen die ersten vier häufigsten Nennungen (insgesamt 1920) auf diese Kategorien. Auffällig ist die überproportional häufige Erwähnung der Schlange (716 Mal), was auf die besondere Bedeutung hinweist, die dieses Tier für uns Menschen – zumindest im hiesigen Kulturkreis – zu haben scheint. Ihre Erwähnung als erstes Tier, das in der Bibel für Adam und Eva schicksalhafte Bedeutung gewann und dort gleichzeitig die Versuchung und das Böse verkörperte, verdeutlicht diesen Umstand. Im nächsten Untersuchungsschritt wurden von den 2022 Kindern zur Kennzeichnung ihrer Familienmitglieder insgesamt 108 verschiedene Tierarten benannt. Wieder wurde die Schlange von ca. einem Drittel aller Kinder zur Darstellung eines Familienmitgliedes und damit insgesamt am häufigsten erwähnt (683), gefolgt von Vogel mit 682 Nennungen, Hase (644), Hund (563), Pferd (506), Elefant (461), Fisch (439) und Katze (399). Unter den ersten acht Rangplätzen dieser Auswertung befinden sich, wenn auch nicht in identischer Reihenfolge, dieselben Tierarten wie im ersten Testdurchlauf („Zeichne drei Tiere").

Zu den Einschlusskriterien für meine „optimale" Tierauswahl gehörten diese ersten acht Rangplätze aus den beiden Untersuchungsdurchläufen von Brem-Gräser. Wichtig war mir auch, dass die verschieden Tierklassen – Säugetiere, Vögel, Fische, Reptilien, Insekten – Berücksichtigung fanden. Ein weiteres Einschlusskriterium bildeten die Tiere der Tierkreiszeichen (Fische, Löwe, Krebs, Skorpion, Stier, Steinbock und Widder), da Menschen sich häufig mit dem Tier ihres Geburtshoroskops identifizieren. Wichtig fand ich auch, auf jeden Fall diejenigen Tiere mit aufzunehmen, auf die sich Tierphobien typischerweise beziehen: Schlangen, Spinnen, Mäuse und Hunde. Neben diesen Tieren wählte ich solche, die in meinen Augen eine breite Projektionsfläche für mögliche Identifikationen anboten und außerdem im Spielzeughandel zur Verfügung standen. So entstand eine Sammlung von insgesamt 50 Tieren, die ich als optimale (aber nicht als unbedingt notwendige) Auswahl für das Innere Team mit Tieren betrachtete:

Adler, Affe, Ameise, Bär, Delfin, Drache, Eichhörnchen, Elefant, Esel, Eule, Fledermaus, Frosch, Fuchs, Giraffe, Hai, Hase, Hirsch, Huhn, Hund, Igel, Känguru, Kamel, Krebs, Krokodil, Kuh, Löwe, Maus, Nashorn, Nilpferd, Papagei, Pfau, Pferd, Reh, Schaf, Schildkröte, Schlange, Schmetterling, Schnecke, Schwan, Schwein, Skorpion, Spinne, Steinbock, Stier, Strauß, Tiger, Widder, Wildschwein, Wolf, Ziege / Ziegenbock.

Die hier ermittelte Auswahl stellt nur einen Orientierungsrahmen und kein allgemeingültiges Ausschluss- oder Einschlusskriterium dar. Wenn Klienten ein ganz bestimmtes Tier brauchen, das man nicht in seiner Sammlung hat, ist es in jedem Fall sinnvoll, dieses noch zu beschaffen eventuell auch zu improvisieren. Abschließend und zur Relativierung der bisherigen Ausführungen möchte ich noch einmal Erfahrungen meiner Kollegin und Freundin, Petra Kinkartz, mit einfließen lassen. Als ich ihr vor einigen Jahren von meiner Arbeit mit dem Inneren Team mit Tieren berichtete, bat sie mich um eine genauere Anleitung, um diese Technik selbst auch anwenden zu können. Petra hatte mich zwar um eine schriftliche Formulierung gebeten, mit welchen Worten ich Menschen zur Auswahl ihrer inneren Tiere anleite, hatte aber nie genau nachgefragt, welche Tiere man mindestens brauche, um die Methode sinnvoll anwenden zu können. Als ich ihr seinerzeit meinen Ansatz zum Inneren Team demonstrierte, hatte ich meine Miniatur-Tierchen benutzt, die es in dieser Auswahl und Anzahl gar nicht nachzukaufen gab. Eher intuitiv hatte Petra sich dann eine eigene Tiersammlung zusammengestellt, die sehr gut von ihren Patienten angenommen wird. Für diesen Zweck hatte sie sich im Internet alle diejenigen Tiere bestellt, die ihr eine breite Assoziationspalette zu beinhalten schienen. So „fehlten“ ihr von den hier genannten „Top 50“ Fledermaus, Giraffe, Krebs, Stier, Widder und Wildschwein. Stattdessen zählte sie zu ihrer Sammlung:

- einen Gepard, der graziler und geschmeidiger wirkt als Tiger und Löwe,
- einen Gorilla, als Affenart, die nicht nur putzig, sondern auch gefährlich wirkt,
- ein Lamm (zusätzlich zum Schaf), das ich besonders interessant fand, da Lämmer traditionell geopfert wurden und weitaus verletzlicher wirken als ein ausgewachsenes Schaf,
- einen Eisbären, den meine Kollegin ähnlich stark wie einen Bären charakterisierte, jedoch verbunden mit Gefühlskälte.

Diese Sichtweise des Eisbären, die von meinem spontanen Eindruck abwich, weil ich das Tier im Vergleich zu einem Braunbären als putziger assoziierte, verdeutlichte mir, in welchem Maße unsere eigenen Interpretationen allein schon bei der Auswahl an Tieren, die wir zur Verfügung stellen wollen, Einfluss haben. Hier schließt sich die Frage an, wie weit wir beim Einsatz der Methode unser Gegenüber mit unseren eigenen Tierassoziationen überfrachten dürfen. Das folgende Kapitel wird diesen Aspekt weiter aufgreifen.

8 Wie man es deuten kann und darf: Auseinandersetzung mit dem Symbolcharakter des einzelnen Tieres

„Wie sonderbar", sagte der König der Tiere, „dass die Menschen von Löwenmut reden, wenn sie ihre eigene Kühnheit auszeichnen wollen". „Sie sprechen auch von Hundetreue, von Bienenfleiß, von Lammsgeduld und Schlangenklugheit", zählte der Fuchs auf. „Und sie tun dies", schloss er, „weil ihnen in ihren Kreisen die Vergleichsmöglichkeiten für ihre höchsten Ideale fehlen." (Aellen 1937, zitiert von Brem-Gräser 2006, 40)

Wie in Kapitel 4 erläutert, dienen Symbole nach jungianischem Verständnis dazu, Bewusstes und Unbewusstes einander näher zu bringen. Im Tiersymbol treffen Inhalte unseres bewussten Denkens, aber auch Manifestationen des individuellen und des kollektiven Unbewussten, aufeinander. Dementsprechend assoziieren wir z. B. mit einem Löwen mehr als nur das, was wir als Erklärung dieses Tieres im Lexikon finden: „großes, in Afrika ansässiges Raubtier, Raubkatze mit Mähne beim männlichen Tier" (Bünting 1996, 725). Der Löwe hat zusätzliche Eigenschaften, die dazu führen, in ihm den König der Tiere zu sehen; was aber genau das ist, lässt sich letztendlich nicht eindeutig definieren. Dennoch ähneln sich unsere Assoziationen, und wir verstehen einander ohne weitere Erklärung, wenn wir z. B. hören, dass jemand „Löwenmut" gezeigt hätte.

Ein Mann, der früher als Kind von seinem Vater einen Stofftierlöwen geschenkt bekommen hat, wird dieses Tier mit besonderen positiven Erinnerungen und Gefühlen der Geborgenheit unbewusst assoziieren. Aber auch Komplexe – als ins Unbewusste verdrängte schwierige Erfahrungen, die zu den krisenanfälligen Stellen eines Individuums geworden sind – finden Ausdruck in Symbolen. In Kapitel 4 wurde von einem 11-jährigen Jungen mit massiven Leistungsstörungen berichtet, der sich selbst als Laus in dem Fell seines als Löwen dargestellten Zwillingsbruders malte. Wenn dieser 11-Jährige als Erwachsener in sein Inneres Team mit Tieren einen Löwen mit aufnähme, wäre dieser mit großer Wahrscheinlichkeit nach wie vor Ausdruck eines Komplexes. So müssen wir uns bei der Arbeit mit dem Inneren Team mit Tieren sowohl mit der bewussten Sichtweise eines Menschen als auch mit Anteilen seines individuellen und des kollektiven Unbewussten auseinandersetzen. Wenn uns die Tiersymbole als Brücke zwischen der bewussten, rationalen Seite und der unbewussten, bildhaften Seite unserer Wahrnehmung dienen sollen, ist es notwendig, dem Prozess der „Brückenöffnung" Geduld und Achtsamkeit zu schenken. Dies kann auf keinen Fall derart geschehen, dass man den gewählten Tieren anhand eines voreingenommenen Rasters eine bestimmte Deutung zuweist. Symbole als „Verdichtungskategorien" (Kast 2007) sind mit einer Fülle von Assoziationen verbunden. Diese verschiedenen Assoziationen lassen sich nicht stringent, sachlogisch übersetzen. In einem gemeinsamen kreativen Suchprozess kann der schöpferischen Entwicklung der Persönlichkeit des Klienten viel eher Raum gegeben werden. Jung (1988, 92) schildert den therapeutischen Umgang mit der Symbolwelt seiner Patienten folgendermaßen:

> „Ich habe es mir zur Aufgabe gemacht, jeden Fall als eine völlig neue Aufgabe zu betrachten, von der ich noch nicht einmal das Abc kenne. Routineantworten mögen praktisch und nützlich sein, solange man es mit der Oberfläche zu tun hat. Aber sobald man die vitalen Probleme berührt, tritt das Leben selbst auf den Plan, und damit werden auch die glänzendsten theoretischen Prämissen zu wirkungslosen Worten."

Das therapeutische Vorgehen bei der Arbeit mit Tiersymbolen stellt sich somit als sensibler Weg dar zwischen Anregung und Unterstützung des Assoziationsprozesses der Klienten, Interpretation ihrer Äußerungen und der ergänzenden Hilfestellung durch eigene Deutungsangebote. Am Beispiel des unterschiedlichen Erlebens des Eisbären (kuschelig und putzig oder Gefühlskälte symbolisierend) war im letzten Kapitel bereits thematisiert worden, dass die jeweilige Wahrnehmung des Therapeuten seine Diagnostik stark beeinflussen kann. Die folgende Darstellung der einzelnen Schritte auf dem Weg der Deutung soll Anwendern helfen, mit der eigenen subjektiven Sichtweise umzugehen.

Unterstützung und Begleitung bei der Tierauswahl

Der erste und wichtigste Schritt in der Arbeit mit dem Inneren Team in Tieren besteht darin, offen und mit emotionaler Neutralität auf den Prozess der Tierauswahl des Klienten zu reagieren. Es kann sein, dass dieser etwas völlig anderes mit seinen Tieren assoziiert, als wir es überhaupt je vermuten könnten. Ich zeige mich in dieser Phase nicht beeindruckter oder neugieriger, als würden bunte Knöpfe herausgesucht. Ich biete höchstens meine Hilfe an, wenn jemand auf der Suche nach einem speziellen Tier ist, von dem er nicht weiß, ob es sich in meiner Sammlung befindet. Während meine großen Tiere in einem Setzkasten an der Wand übersichtlich ausgestellt sind, verwendet meine bereits erwähnte Kollegin eine interessante andere Variante. Sie reicht einfach nur eine Kiste, in der alle Tiere aufbewahrt sind. Um sich einen Überblick über das Angebot zu verschaffen, müssen die Patienten notgedrungen jedes Tier einzeln vor sich auf den Tisch stellen. Das Herausnehmen der Tiere ermöglicht, dass man sie näher und von allen Seiten betrachten, also nicht nur visuell, sondern auch taktil erleben kann. Gerade in so einem verlangsamten Auswahlprozess ist es wichtig, die Empfindungen der Klienten nicht mit Kommentaren oder eigenen Interpretationen zu stören. Hier liegt ein Unterschied zu Schulz von Thuns Ansatz, bei dem schon während der Herausarbeitung der Teammitglieder häufig eigene Interpretationen des Klärungshelfers einfließen müssen, damit die einzelnen inneren Stimmen überhaupt identifiziert werden können.

Einstieg in den Assoziationsprozess

Ist der Auswahlprozess abgeschlossen, schreibe ich einfach nur mit, welche Assoziationen mein Gegenüber mir zu seinen Tieren diktiert. Durch dieses Mitschreiben bin ich auch noch mehr davor bewahrt, durch meine Mimik in irgendeiner Form Sympathie oder Antipathie zu einzelnen Tieren zu signalisieren. Wenn ich etwas kommentiere, dann höchstens in der Form, dass ich die Äußerungen des Anderen noch einmal mit eigenen Worten wiederhole, um sicher zu stellen, dass ich richtig verstanden habe, und auszudrücken, dass ich aufmerksam und offen für die Beschreibungen bin und ihnen folgen kann.

Durch das, was der Andere berichtet, beginne ich, mich in seine Sichtweise und sein Empfinden hineinzufühlen. Ich vollziehe so etwas wie einen inneren Rollentausch mit den von ihm beschriebenen Tieren. Gleichzeitig leite ich ihn an, sich selbst mit seinen Tieren zu identifizieren. Ich sage z. B.: „Als Ihr innerer Hai kann ich zwar gefährlich sein; ich bin es aber nur dann, wenn ich mich bedroht fühle, oder?“ oder „Bin ich als dieser Hase hier in dem Team ein bisschen einsam und verloren?“ Mit solchen Äußerungen schaffe ich mehr und mehr eine Atmosphäre, in der wir *durch* die Tiere und nicht mehr über die Tiere sprechen. Für dieses Einfühlen in die einzelnen Tiere ist es wichtig, dass ich grundsätzlich in der Lage bin, mich selbst als Pferd, Hase oder Hai erleben zu können, sozusagen in mir selbst entsprechend Resonanz erzeugen kann.

Anregung zur Symbolvertiefung

Im nächsten Schritt erfolgt eine weitere Symbolvertiefung, indem man z. B. fragt: „Was wissen Sie noch über Ihre gewählten Tiere?“, „Welches ist Ihr Lieblingstier?“, oder indem man bereits in den Prozess innerer Konfliktklärung eintritt. Wenn eine ausreichende Vertrauensbasis und eine klare Problemdefinition vorhanden ist, beginne ich zielgerichtet auch aufdeckend zu arbeiten, allerdings in einer dialogischen Form – sozusagen auf gleicher Augenhöhe mit dem Klienten oder von Teamchef zu Teamchef, denn gerade diese Instanz möchte ich in meinem Gegenüber ja stützen und fördern. Ich gebe deshalb auf keinen Fall Kommentare im Sinne von: „Sie haben einen Löwen gewählt, sich aber trotzdem noch gar nicht mit Ihrem Streben nach Macht und Dominanz auseinandergesetzt.“, sondern ich tauche weiter über die Symbolsprache der Tiere in das systemische Miteinander bzw. die Interaktionsstruktur zwischen den Teammitgliedern sowie zwischen Team und Teamchef ein: „Wo erleben Sie Ihren Löwen im Umgang mit anderen Menschen und wie fühlt und verhält er sich dann?“ oder „Wenn Ihr Hase sich so einsam und verloren fühlt, zu wem von Ihren anderen Tieren kann er sich dann flüchten?“ oder „Wie äußern sich Ihre Tiere zu der Ausgangsfrage?“ Um hier zunehmend ein tieferes Verständnis der inneren Dynamik meines Gegenübers zu erhalten, ist es wichtig, dass ich in der Lage bin, auch auf Zwischentöne in seinen Äußerungen zu achten. Gerade wenn es um die verschiedenen Formen der Verbannung geht oder um Identifikationen des Teamchefs mit einzelnen Teammitgliedern zeigen sich diese manchmal nur in ganz leisen Untertönen.

Wir hatten gesehen, dass die Tiere ein Medium darstellen, in dem grundsätzlich sowohl Archetypisches als auch Lebensgeschichtliches mehr oder weniger bewusst zum Ausdruck kommt. Auch unsere eigenen Vorerfahrungen und Assoziationen fließen in unsere therapeutische Arbeit ein. In dem Maße, in dem ich mir dessen bewusst bin, kann ich verhindern, sie unbewusst auf andere Menschen zu projizieren. Wenn wir unser Gegenüber unterstützen wollen, ein gleichberechtigtes Miteinander seiner inneren Tiere zu erzielen und jedes entsprechend seinem Potenzial zu würdigen, ist es wichtig, dass wir uns mit der symbolischen Bedeutung einzelner Tiere – in Verbindung mit unseren eigenen inneren Bildern – gründlich auseinandergesetzt haben. Der Anhang bietet zu den in diesem Buch als bedeutsam ermittelten 50 Tieren eine Auswahl an Assoziations- und Identifikationsmöglichkeiten. Ich empfehle, diese Seiten wirklich durchzulesen und nicht nur als Nachschlagewerk zu verwenden. Wenn wir Tiere als Symbole für Persönlichkeitsanteile in Psychotherapie und Beratung nutzen wollen, ist es wichtig, uns für ihre Symbolsprache zu öffnen und zu sensibilisieren.

9 Was noch zu sagen wäre: Resümee und Ausblick

Zum Abschluss dieses Buches, dessen Entstehungsgeschichte resümierend, kommen mir erneut meine eigenen inneren Tiere in den Sinn. Wenn ich sie befrage, welche Hoffnungen und Wünsche sie mit dem Buch und seiner weiteren Reise verbinden, höre ich folgende Antworten:

- der eitle Schwan, der sich gleich vordrängelt: „Endlich werde ich auch einmal gebührend beachtet!"
- das ängstliche Bärenkind: „Hoffentlich blamiere ich mich nicht."
- die weitsichtige Giraffe: „Von hier oben sehe ich, es ist eine gute Sache, die sich lohnt, auf die Reise geschickt zu werden."
- der Affe, der auch ein Spaßvogel ist: „Ich wünsche allen Lesern viel Vergnügen und Mut, etwas Neues auszuprobieren, ohne Angst, sich dabei zum Affen zu machen."
- das kämpferische Nashorn: „Ja, und dass sie auch mal wütende Seiten zeigen können, ohne sich gleich dafür schämen zu müssen!"
- die kluge Eule: „Und dass sie lernen können, Wut und Trauer und Angst und Freude und Hoffnung gleichzeitig auszuhalten und da sein zu lassen!"

Als Teamchefin fühle ich mich mit meinen Tieren verbunden, denn jedes hat auf seine Weise zur Entstehung dieses Buches beigetragen. Ebenso empfinde ich Dankbarkeit gegenüber der freundlichen und kompetenten Lektorin des Ernst Reinhardt Verlages, Frau Ulrike Landersdorfer, die von Anfang an bereit war, an dieses Buchprojekt zu glauben und es mit wichtigen Anregungen zu unterstützen.

Wenn ich meinen Blick darauf richte, wie mich die Arbeit an diesem Buch verändert und geformt hat, erkenne ich, dass sich mein Verhältnis zur Tierwelt intensiviert hat. Ich betrachte Tiere und das, was mir an Informationen über sie begegnet, mit aufmerksameren Augen. So entdeckte ich vor einigen Tagen bei einem Spaziergang durch den Bürgerpark in Bremen an einem Tiergehege folgenden Kommentar: „Pfau, Indien, Sri Lanka. Er gilt als ältester Ziervogel der Welt. Er ist in seiner Heimat sehr beliebt, da junge Kobras ein Teil seiner Nahrung sind und seine Schreie vor Tigern und Leoparden warnen."

Das Geschrei dieser Vögel war schon vom Physiologus thematisiert worden. Nun bekam es für mich noch einmal eine neue Bedeutung, die ich auch in meine therapeutische Arbeit mit einbeziehen werde. Überhaupt begegnen mir immer wieder methodische Aspekte, die die Anwendungsmöglichkeiten des Inneren Teams mit Tieren erweitern und vertiefen. Eher zufällig entdeckte ich z. B., dass sich auch körperliche Symptome in die Tierwelt transferieren lassen. Meine eigene Empfindlichkeit auf zu viel Kaffeekonsum assoziierte ich spontan mit einem scheuen Reh, das sich darüber erschreckt, mit zu großen Mengen dieser schwarzen Brühe überschwemmt zu werden. Befragt, was dieses Reh sich wünsche, um weniger Magenprobleme zu haben, verlangte es passender Weise nach Kräutertee. Ich hätte die Technik hier noch erweitern können, indem ich das Reh in Dialog mit meinen anderen Tieren brächte. Interessant wäre dann herauszufinden, wer von denen der „Kaffeesünder" ist, und wie dieser sich zu dem Reh verhält.

Und wieder möchte ich Sie einladen, mit eigenen inneren Tieren zu experimentieren, um diesen und weitere Aspekte der Anwendungsmöglichkeiten des Inneren Teams mit Tieren in das eigene Handlungsspektrum zu integrieren.

Anhang

Assoziations- und Identifikationsvorschläge zur Arbeit mit den inneren Tieren

Im Folgenden werden mögliche Aspekte der symbolischen Bedeutung, der von mir ausgewählten 50 Tiere dargestellt. Damit möchte ich zum einen (nicht nur formal, wie im letzten Kapitel, sondern auch inhaltlich) deutlich machen, weshalb ich sie für wichtig erachtet habe, in die Sammlung aufgenommen zu werden und zum anderen den Leser anregen, bewusster eigene Assoziationen wahrzunehmen und so in die Symbolwelt der Tiere einzutauchen. Dabei war es mir wichtig, vorwiegend einen phänomenologischen Zugang zu wählen, der von dem ausgeht, was dem Augenschein nach im Erleben des Tieres oder gleichnishaft in unserer Sprache in Erscheinung tritt. Einen schier unerschöpflichen Fundus solcher Aussagen fand ich in humorvoller Reimform in „Eugen Roths Großes Tierleben“ (1989). Dort, wo sie mir besonders eingängig und treffend erschienen, habe ich seine Verse mit aufgenommen. Um in der Arbeit mit dem Inneren Team mit Tieren eine einfachere Ein- und Zuordnung des ausgewählten Teams vornehmen zu können, sind die Tiere nicht in alphabetischer Reihenfolge, sondern nach Zuordnung in Tierklassen aufgeführt:

- Weichtiere, Amphibien, Reptilien
- Meerestiere
- Insekten und Spinnentiere
- Vögel
- Säugetiere(eingeteilt in Haus- und Hoftiere, Waldtiere und Zootiere)

Es sei noch einmal dringend darauf hingewiesen, dass bei der Arbeit mit dem Inneren Team mit Tieren diejenige Interpretation im Vordergrund stehen muss, die Klienten selbst mit „ihrem“ Tier identifizieren.

a) Weichtiere, Amphibien und Reptilien

Schnecke, Frosch, Schlange, Schildkröte, Krokodil, Drache

Als Weichtiere, zu denen z. B. Schnecken und Muscheln, aber auch Tintenfische gehören, werden alle Tiere bezeichnet, die weder über ein Innen- noch ein Außenskelett verfügen. Es gibt sie seit rund 600 Millionen Jahren. Damit gehören sie zu den ältesten Bewohnern der Erde.

Die Amphibien oder Lurche, zu denen auch die Frösche zählen, waren die ersten Wirbeltiere, die vor rund 400 Millionen Jahren das Wasser verließen und das Land als zusätzlichen Lebensraum eroberten. Für ihre Fortpflanzung und Entwicklung sind sie jedoch nach wie vor auf das Wasser angewiesen.

Die Wirbeltierklasse der Reptilien oder Kriechtiere, die sich parallel zu den Amphibien entwickelte, ist besser an das Landleben angepasst. Nur wenige der heutigen Reptilienarten leben vorwiegend im Wasser. Reptilien sind die unmittelbaren Nachfahren der urzeitlichen Dinosaurier, und in der Tat haftet ihnen etwas zutiefst Archaisches an, das uns sowohl fasziniert als auch erschreckt.

Die Schnecke trägt ihr zerbrechliches Haus auf dem Rücken und ist mit ihren zarten Fühlern und ihrer weichen, schleimigen Haut auch insgesamt ein leicht zu verletzendes Geschöpf. So macht sie ihrem Gattungsnamen als Weichtier alle Ehre. Im „Schneckentempo" auf einer Schleimspur dahin schleichend, ist sie der Inbegriff von Langsamkeit. Ein sensibler Mensch zieht sich in sein „Schneckenhaus" zurück, und wenn ich jemanden „zur Schnecke mache", gibt es nicht mehr viel, was er mir entgegenzusetzen hat.

Eine innere Schnecke kann meine empfindsamen Anteile zum Ausdruck bringen und mir die Erlaubnis geben, mir eigene Weichheit und Langsamkeit zuzugestehen. Sie macht mich aber auch empfindlich und verletzlich gegen Widrigkeiten und Angriffe aus meiner Umwelt.

Der Frosch entwickelt sich über eine Metamorphose von einer fischähnlichen Kaulquappe zu seiner endgültigen Gestalt. Im Märchen ist er ein verzauberter Prinz, der, kalt und glitschig, darum bittet, mit ins Bett genommen zu werden und seine Prinzennatur erst offenbart, wenn man ihn an die Wand wirft. Vielleicht glauben wir, dass ein Frosch ein besonders sensibles, empfindsames Wesen sei, weshalb wir ihn manchmal als Wetterfrosch in ein Glas setzen. Einen ängstlichen Menschen fordern wir auf: „Sei kein Frosch!“ und meinen damit wohl, dass dieser weniger vorsichtig und zurückhaltend sein solle. Bei Froschkonzerten zeigen die Tiere allerdings eine ausgesprochen aufdringliche Lautstärke.

Mit einem inneren Frosch darf ich auch mal ein „Frosch sein“. Ich kann meine Dünnhäutigkeit an Land durch große, unberechenbare Sprünge retten oder aber ins Wasser abtauchen.

Die Schlange verkörperte in der Bibel die Versuchung und das Böse und war Sinnbild des Teufels. Im antiken Griechenland wurde sie als heilig verehrt und aufgrund ihrer Fähigkeit, sich zu häuten, für unsterblich gehalten. Sie diente auch zur Herstellung von Medizin und wurde deshalb zum Symbol für den Ärztestand, der ihr im Äskulapstab ein Zeichen setzte. Die Schlange vereint in sich todbringende Kraft durch ihre Giftzähne oder ihre Fähigkeit zum Würgen und vermittelt gleichzeitig Hilflosigkeit durch ihre fehlenden Gliedmaßen. Lautlos oder gefährlich zischend schleicht sie sich an und muss etwas an sich haben, das uns Menschen seit ewigen Zeiten dazu bringt, sie polarisierend entweder als Leben spendend oder als vernichtend wahrzunehmen. Schlangen können flexibel ihre Form verändern, sie können sich zusammenrollen, an etwas entlang schlängeln, sich an- oder davonschleichen. Sie lähmen ihre Beute mit einem Biss oder würgen sie unnachgiebig, bis kein Leben mehr in ihr ist, um sie dann als Ganzes zu verschlingen und anschließend in Ruhe zu verdauen.

Mit einer inneren Schlange kann ich mich durch viele Engpässe hindurchschlängeln; ich kann sogar eine ganz andere werden, wenn es mir in meiner alten Haut zu eng geworden ist. Dennoch bin ich seltsam amputiert, denn mir fehlen Arme und Hände, die ich nach anderen ausstrecken könnte, um Liebe zu geben oder zu erbitten.

Die Schildkröte ist ringsherum gut gepanzert; sie trägt ihr Schutzschild immer bei sich, das sie auch braucht, weil sie darunter nackt und hilflos wirkt. Für ihren schweren Panzer zahlt sie zumindest an Land den Preis der Langsamkeit mit einem Bewegungstempo, das an Zeitlupenaufnahmen erinnert. Im positiven Sinne wirkt sie weise und bedächtig und lässt sich nicht von der Hektik der Welt anstecken. Manche Schildkröten können weit über 100 Jahre alt werden.

Eine innere Schildkröte schenkt mir einen schützenden Raum, egal wo ich gerade bin. Sie macht mich immun gegen die Forderungen meiner

Umwelt. Ich kann in Ruhe abwägen, was jeweils mein nächster Schritt sein soll. Ich habe mein eigenes Zeitempfinden und leide deshalb nicht unter meiner Langsamkeit. Auch hierin zeigt sich meine Autonomie.

Das Krokodil auch Panzerechse genannt, erscheint uralt mit seinem zum Teil durch Knochenplatten verstärkten Schuppenpanzer; ein lautloser Jäger mit riesigem Gebiss, der regungslos und kaum sichtbar im Wasser liegt, um dann blitzschnell zuzuschlagen. So wendig das Krokodil im Wasser wirkt, entspricht es an Land doch mehr seiner Gattung als Kriechtier. Vielleicht haben wir von der Assoziation des „feigen, unehrlichen Kriechens“ den Begriff der Krokodilstränen abgeleitet. Einmal ausgewachsen, kennt das Krokodil keine natürlichen Feinde. Wie als Hohn auf seine Unangreifbarkeit haben wir Menschen Handtaschen aus seinem Leder gemacht.

Ein inneres Krokodil schenkt mir Immunität gegen fast jede äußere Gefahr; allerdings macht es mich im doppelten Sinne unempfindlich, denn mit ihm im Gepäck wird auch mein Feingespür im weitesten Sinne Schaden leiden.

Der Drache ist ein schier unbesiegbares Märchenwesen, welches fliegen, Feuer speien, beißen und mit seinen Klauen verletzen kann. Wegen seiner Gefährlichkeit wird er von anderen Lebewesen gemieden und erscheint dadurch auch sehr einsam. Der männliche Held in Märchen und Sagen tötet einen Drachen und besiegt somit das Böse. In manchen Kulturen erscheint er aber auch als Glücksdrache.

Ein innerer Drache kann für einen Anteil in mir stehen, den ich selber besiegen möchte, der von anderen gefürchtet und abgelehnt wird. Vielleicht sehne ich mich auch danach, dass jemand mich mit dieser Seite liebt und mich so von dem Fluch erlöst. Ebenso kann ich meinen inneren Drachen (sozusagen als Geheimwaffe) in mir verborgen halten, um ihn nur dann zu aktivieren, wenn es notwendig ist, mich effektiv zur Wehr zu setzen.

b) Meerestiere

Fisch (allgemein), Delfin, Hai, Krebs

Das Meer mit seinen unendlichen Tiefen gilt als eigener Unterwasserkosmos, der sowohl von Schönheit als auch von Gefahren gekennzeichnet ist. Die dort lebenden Tiere können weiter hinabtauchen, als es je einem Menschen möglich war. Der Begriff „abtauchen" beschreibt ein Verhalten, mit dem wir uns auch in eine für andere nicht zugängliche eigene Welt zurückziehen und uns vor den Anforderungen, Gefahren oder Belanglosigkeiten des Alltagslebens bewahren können. Seinen Freischwimmer zu machen, „sich frei zu schwimmen", bedeutet für uns, dass wir Unabhängigkeit und Souveränität gewinnen, uns emanzipieren. Wir können aber nur schwimmen lernen, wenn wir bereit sind, uns mit dem kalten Nass vertraut zu machen, was uns oft schon als Überwindung anmutet („Wasch mich, aber mach mich nicht nass"). Im Wasser dann auch noch „den Boden unter den Füßen zu verlieren" und darauf zu vertrauen, dass das fremde Element uns trägt, stellt eine weitere Herausforderung aber auch Befriedigung dar, wenn wir es schaffen, schwimmend „den Kopf über Wasser zu behalten". Wir fühlen uns dann vielleicht „wohl wie ein Fisch im Wasser" oder sind „mit allen Wassern gewaschen", manchmal aber auch „kalt wie ein Fisch". Da manche im Zeichen Fische geborene Menschen sich mit ihrem Sternbild, das dem Planeten Neptun und dem Element Wasser zugeordnet ist, identifizieren, kann es sinnvoll sein, zusätzlich zu den hier genannten Meeresbewohnern, einen ganz einfachen kleinen Fisch im Sortiment zu haben, den es aber leider bei den gängigen Anbietern nicht zu kaufen gibt. Hier wäre deshalb Improvisieren angesagt.

Der Delfin gehört zu den Zahnwalen. Er gilt nicht erst seit „Flipper" als Glücksbringer und guter Freund im Wasser, mit dem wir uns durch seine Freundlichkeit und Gelehrigkeit und vielleicht auch seine Säugetierverwandtschaft stark verbunden fühlen. Delfine gehören zu den intelligentesten Säugetieren. Weil sie sich leicht zähmen lassen, werden sie zur Therapie von verhaltensgestörten und behinderten Kindern eingesetzt. Delfine leben in großen Gruppen zusammen. Sie verständigen sich mittels Echolot oder über Körperkontakt.

Ein innerer Delfin kann mir Klugheit, Lebensfreude und spielerische Leichtigkeit geben. Als Säugetier und gleichzeitig wie ein Fisch im Wasser lebend, verbindet er mich mit verschiedenen Formen des Daseins.

Der Hai gilt im Gegenteil zum Delfin als eiskalt, blutrünstig und berechnend . Nach unserer Anschauung wartet er voller Mordlust nur darauf, uns zu zerfetzen. Ihr ausgeprägter Geruchssinn lässt Haie Blut auf weite Entfernung wahrnehmen. Sie sind „Vielzähner". Die vorderen Zähne werden nach Abnutzung abgestoßen und durch die hinteren ersetzt. Die Gefräßigkeit des Hais zeigt sich bei einigen Arten sogar in vorgeburtlichem Kannibalismus: Bei jedem Wurf werden deshalb nur zwei Junge geboren, weil diese noch im Mutterleib die übrigen Eier sowie ihre kleineren Geschwister vertilgt haben. Das ausschließlich auf den eigenen Vorteil Bedachte, zeigt sich auch im Begriff „Geldhai".

Ein innerer Hai kann mir helfen, einmal nur auf meinen eigenen Vorteil zu schauen und meine Interessen durchzusetzen, auch wenn ich dafür über Leichen gehen muss.

Der Krebs gehört wie die Hummer und Langusten zu den Krustentieren. Krebse werden von ihrem harten Panzer wie von einer Rüstung geschützt. Sie haben gelenkige Gliedmaßen und zwei Paar Fühler am Kopf. Mit ihren Kiemen können sie unter Wasser atmen; manche Arten können aber auch lange Zeit außerhalb des Wassers überleben. Es gibt auch Krebse, die in Flüssen und Seen zuhause sind. Wenn wir uns ärgern, laufen wir krebsrot an (so wie ein gekochter Krebs). Da der Krebs sich an Land nur seitlich bewegen kann, bezeichnet man eine rückwärts gerichtete Entwicklung auch als „Krebsgang" oder „Herumkrebsen". Der Krebs gehört zusammen mit Skorpion und Fischen zu den drei Tierkreiszeichen, die dem Wasserelement zugeordnet werden. Sein Planet ist der Mond.

> „Der Krebs, wie fest er auch gedrechselt,
> den Panzer doch alljährlich wechselt.
> Er reißt sich selbst nicht ohne Qualen,
> aus den zu eng gewordnen Schalen.
> Oft geht ein Bein mit, was nichts macht,
> denn erstens hat er ihrer acht,
> von all den Füßchen abgesehen,
> die sonst ihm zur Verfügung stehen,
> um etwa – wenigstens die Edeln –
> sich frisches Wasser zuzuwedeln.
> Und zweitens wächst, was er zerbrach,
> und wär's selbst eine Schere, nach."
> (Eugen Roth 1989, 413)

Ein innerer Krebs kann mich vor Angreifern schützen; er kann mich aber auch aufgrund der starken Panzerung unbeweglich machen, so dass ich nur noch vor mich hinkrebse.

c) Insekten und Spinnentiere

Ameise, Schmetterling, Spinne, Skorpion

Unsere Erde ist bevölkert von Insekten. Sie sind mit 70 % aller Tierarten die heimlichen Herrscher dieses Planeten. Es gibt sie seit ca. 400.000 Millionen Jahren. So sieht die hier getroffene Auswahl winzig aus neben der Existenz von z. B. auch Bienen, Wespen und Hummeln, Käfern, Libellen, Grashüpfern, Ohrwürmern, Läusen und Flöhen. Alle Insekten haben sechs Beine. Ebenso wie die (achtbeinigen) Spinnentiere (zu denen auch Skorpione, Milben und Zecken gehören) haben sie einen gepanzerten Körper und Facettenaugen, die aus vielen wabenartigen Einzelaugen bestehen. In beiden Arten gibt es Parasiten, die zum Überleben auf ein Wirtstier angewiesen sind. Insbesondere dieses Parasitäre kann wie bei Läusen, Mücken oder Zecken, die sich von unserem Blut ernähren, unsere Gesundheit gefährden und hat auch im gleichnishaften Sinne abstoßende Wirkung auf uns.

Die Ameise gehört mit zu den ungewöhnlichsten Geschöpfen unseres Planeten, denn sie lebt in perfekt organisierten Staaten, in denen so gut wie nichts dem Zufall überlassen ist. So verbinden wir mit ihr auch die Eigenschaft, sich rastlos und selbstlos in ein System zu integrieren und dadurch (trotz eigener Winzigkeit) als Gemeinschaft zu größter Leistung fähig zu sein. Eine einzelne Ameise kann fast das 40-Fache ihres eigenen Gewichtes tragen. Gemeinsam können Ameisen (im Vergleich zu ihrer Körpergröße) riesige Beute mit Bissen und Säurespritzern erlegen und in ihr kunstvoll gebautes Nest schleppen. Dieses besteht aus einem Labyrinth von Gängen und Kammern mit variierender Belüftung, Temperatur und Feuchtigkeit, in dem die Königin und das Gelege von Tausenden von Arbeiterinnen versorgt werden. „Wächterinnen" erschnuppern, ob auch keine fremden Eindringlinge Einlass begehren, „Reinigungskräfte" entsorgen Abfall und Leichen von Artgenossen, „Brutpflegerinnen" schleppen Eier, Larven und

Puppen an die klimatisch geeigneten Plätze im Bau, „Nahrungs- und Materialbeschafferinnen“ schwärmen auf mit Duftstoffen markierten Straßen aus. Auf Bäumen werden Blattläuse als „Melkkühe“ bewacht. Um deren süßen Kot zu erlangen, trommeln die Futterbeschafferinnen auf den Leib der Läuse. Weiterhin gibt es im Ameisenstaat z.B. „Energiesammlerinnen“, die sich in der Sonne aufheizen und Wärme ins Heim bringen sowie „Futterspeicher“, die sich selbst so mästen, dass sie nicht mehr laufen können und getragen werden müssen, um in schlechten Zeiten durch Hinauswürgen der Nahrung andere mit zu versorgen. Damit dieses disziplinierte System entstehen und aufrechterhalten werden kann, haben Ameisen in ihrer genetischen Grundausstattung einen strengen Bauplan, der ihnen ihren jeweiligen Platz zuweist. Über Duftstoffe, die sie in Drüsen am Leib produzieren und mithilfe eines Antennenpaares sind die Tiere zusätzlich zu „Absprachen“ fähig, z.B. wenn einzelne Berufsgruppen mehr oder weniger Zulauf benötigen.

So kann uns eine innere Ameise die Fähigkeit zu Disziplin und Askese vermitteln, die uns als Vorsorge für schlechte Zeiten, aber auch zur Erreichung eines großen Ziels, dienen kann. Ebenso kann sich Selbstzurücknahme zugunsten gemeinsamen Handelns in einem Team durchaus als sinnvoll erweisen. Allerdings verkörpert die Ameise auch Ich-Strenge auf der Basis eines vorgefertigten Programms ohne Rücksicht auf eigene Individualität und damit Selbstaufgabe, die bis zur Selbstschädigung und Selbstvernichtung führen kann.

Der Schmetterling ist so (schützenswert) zart und zerbrechlich und zugleich so (gewissenlos) flatterhaft. Seine Flügel scheinen aus faszinierendem buntem Staub zu bestehen, der zerfällt, wenn man ihn berührt (besitzen will). Sein Dasein und die Phasen seiner Wandlung sind für uns Menschen gleichnishaft besetzt. In einer Metamorphose durchläuft der Schmetterling nach der Eiablage vier Stufen: vom Ei zur (gefräßigen) Raupe oder Larve („entlarvt werden“), weiter zur Puppe („sich entpuppen“) und dann zum Falter („sich entfalten“).

Ein innerer Schmetterling kann mir Leichtigkeit, Lebensfreude und Freiheit schenken. Ich kann mich in seelischer Not in einen Kokon einspinnen und dort in Ruhe meine Wandlung von der unbeweglichen Puppe zu einem Wesen, das sich farbenfroh in die Lüfte schwingt, vorbereiten. Ungebunden kann ich mich von Blüte zu Blüte treiben lassen. Der Schmetterling ermahnt mich aber auch, dass meine Freiheit auf zarten Flügeln basiert, die mir nur allzu schnell genommen werden können.

Die Spinne fasziniert durch ihre kunstvoll gesponnenen Netze bzw. ihre Fähigkeit, einen reißfesten und trotzdem dehnbaren Faden zu spinnen, an dem sie sich selber abseilen kann. Mehrere Redensarten zeugen von der besonderen Aufmerksamkeit, die wir der Spinne in dieser Hinsicht widmen: „Seemannsgarn spinnen", „umgarnt werden", „am seidenen Faden hängen", „ein Spinner sein", „versponnen sein", „sich im eigenen Netz verfangen".

> „Die Spinnen leben streng allein;
> auch wenn es manchmal hat den Schein,
> als säßen friedlich sie vereint:
> sie sind einander spinnefeind (...).
> Die Männchen – das wär noch zu melden –
> sind traurige Pantoffelhelden:
> kaum naht sich eins, die Braut zu grüßen,
> auf allen seinen Freiersfüßen,
> frisst es (welch tolles Liebesspiel!)
> das Weibchen auf mit Stumpf und Stiel."
> (Eugen Roth 1989, 417)

Wohl kaum ein anderes Tier, das da krabbelt, kreucht oder fleucht, löst bei uns Menschen so viel Abscheu, Ekel oder Panik aus wie Spinnen („Pfui Spinne!"). Wichtiges Merkmal dieser phobischen Angst ist ihre Unangemessenheit und Irrationalität. Dementsprechend sind nur ganz wenige Spinnen – und schon gar nicht die in unseren Breitengraden – für uns in irgendeiner Weise gefährlich. Spinnen sind stattdessen sogar nützlich, denn als Fleischfresser vertilgen sie manche Insekten, die für uns lästig werden können, wie Mücken, Fliegen und Blattläuse.

Eine innere Spinne kann mir trotz eigenen Kleinseins die Möglichkeit geben, anderen Menschen einen Schreck einzujagen, sie zu provozieren oder etwas zu spinnen, in dem sie sich verfangen. Ich kann mich, wo ich auch bin, aus eigener Kraft abseilen oder mich selber schützend in einen Kokon einspinnen. Ebenso kann ich mich zu Unrecht von anderen verachtet und abgelehnt fühlen.

Der Skorpion imponiert durch seinen hoch aufgerichteten Giftstachel am Schwanzende. Vorne mit großen Scheren zum Greifen und Zerkleinern seiner Beute bewaffnet, wirkt er insgesamt wie ein besonders wehrhaftes und gefährliches Tier. Da er in unseren Breitengraden nicht ansässig ist und auch im Zoo nicht auf den ersten Blick in Erscheinung tritt, bedeutet er eher denjenigen Personen etwas, deren Sternzeichen er darstellt. Der Skorpion als Tierkreiszeichen ist dem Element Wasser und dem Planet Pluto zugeordnet.

Ein innerer Skorpion gibt mir vor allem ein Bewusstsein der Existenz meines Giftstachels, den ich bei Gefahr und zur Erlegung von Beute einsetzen kann.

d) Vögel

Adler, Eule, Pfau, Schwan, Strauß, Huhn

Vögel gehören zu den Wirbeltieren und stammen von den Reptilien ab. Der Vogel symbolisiert die Fähigkeit, fliegen zu können; ein Traum, der die Menschheit schon in der griechischen Sage von Ikarus beschäftigte. Das Gefieder wurde von uns Menschen in unterschiedlicher Weise genutzt. Indianer trugen den Federschmuck als Zeichen ihres Ranges. Der Häuptling war mit dem größten und farbenprächtigsten Kopfschmuck gekennzeichnet. Ein nackter Vogel erscheint schutzlos und fast lächerlich (z. B. ein gerupftes Huhn); die Feder als solche ist ein eher filigranes und leicht zu zerstörendes Gebilde, aber in der Kombination befähigt sein befiederter Körper den Vogel zu einer die Schwerkraft überwindenden Leichtigkeit, zu Autonomie, Freiheit und Überblick – Werte, nach denen wir in besonderem Maße streben. Ein „Höhenflug" z. B. drückt aus, dass wir uns in euphorischer Stimmung befinden mit der gleichzeitigen Warnung, dass der darauffolgende Fall für uns schmerzlich und ernüchternd sein kann.

Vögel legen Eier, die sie in einem oft kunstvoll gebauten Nest mit Geduld und Hingabe und teilweise in partnerschaftlicher Treue ausbrüten. Viele Assoziationen ranken sich um diese Begrifflichkeiten: „Vögeln" als eher abfälliger Ausdruck für einen mehr im Vorbeigehen ausgeübten Geschlechtsakt, der „Nestbau" und das „empty nest" als Synonym für die Gründung bzw. die Auflösung eines Familienverbandes, das befruchtete Ei als Sinnbild des entstehenden Lebens („wie aus dem Ei gepellt"), mit dem auch jede Schwangerschaft ihren Anfang nimmt und das „Ausbrüten" von Krankheiten oder Ideen, auch das Brüten über einem Problem – all das sind Wortassoziationen, die wir aus der Vogelwelt entnommen haben. So erscheint uns der Vogel insgesamt mit seinem Gesang, seinem Zwitschern (das den Beginn des Frühlings anzeigt), seiner Brutpflege und seiner Fähigkeit zum Höhenflug als ein von unserem Naturell sehr verschiedenes und gleichwohl liebenswertes Tier. Es berührt uns, wenn einer Vogelmutter ihr Gelege geraubt wird, oder wenn ein Singvogel sein Leben in einem engen Käfig fristen muss. Begriffe, wie „unter die Fittiche nehmen", „aus dem Nest gefallen zu sein" und „gebrochene oder gestutzte Flügel" zu haben, sind auch in unserem Sprachgebrauch Metaphern für tiefgreifende emotionale Erlebnisse.

Der Adler gilt als König der Vögel; als Wappentier erscheint er auf mancher Flagge. Hoch oben in seinem Adlerhorst ist er schier unangreifbar, souverän, macht- und kraftvoll dreht er am Himmel mit breiten Schwingen majestätisch seine Runden; mit „Adleraugen" fixiert er seine Beute, um dann pfeilschnell nach unten zu stürzen und seinem Dasein als Raub- und Greifvogel alle Ehre zu machen.

Mit einem inneren Adler kann ich mich räumlich weit entfernen und frei sein von den aufreibenden Nebensächlichkeiten des Alltags. Ich habe die Macht, mich auf das Wesentliche in meinem Leben zu konzentrieren: meine Nahrungssuche und die Aufzucht meiner Jungen.

Die Eule ist ein Raubvogel, der seine Beute nachts jagt und im Dunkeln sehen kann. Vielleicht gilt sie uns deshalb als klug und weise und wie jemand, der nicht so leicht aus der Ruhe zu bringen ist. Sie geht nur nachts auf die Jagd, weshalb sie selten jemand zu Gesicht bekommt.

Mit einer inneren Eule können wir uns alles in Ruhe ansehen und uns unseren Teil denken. Wir erkennen vielleicht manches, was anderen verborgen bleibt.

Der Pfau schlägt sein Rad und stolziert als „stolzer Pfau" herum. Seine Schwanzfedern sind von den Menschen seit eh und je heiß begehrt, sei es um Frauenhüte damit zu schmücken oder (wie bei den alten Römern) sich nach Völlerei zur Magenentleerung zu bringen.

> „Von alters her schon gilt der Pfau
> als Sinnbild einer eitlen Frau.
> Doch sagt man nicht *der* Pfau? Und kann's
> der Prahlsucht gelten nicht des Manns?

Als Gott den Pfau gemacht, den Pavo,
da sprach er zu sich selber „bravo!".
Und wirklich: schwänzlich, köpflich, flüglich,
gelang der Pfau ihm auch vorzüglich.
Jedoch, dass nichts vollkommen sei,
sind wüst sein Fuß und sein Geschrei."
(Eugen Roth 1989, 332)

Ein innerer Pfau kann mir ein Gefühl von eigener Großartigkeit vermitteln. Ich stolziere umher, um möglichst viel Aufmerksamkeit und Beifall zu erheischen. Wenn ich mein „Rad" präsentiere, ist mir die Bewunderung aller Anwesenden sicher. Ich muss jedoch auch sorgsam darauf achtgeben, dass meine weniger ansehnlichen Eigenschaften nicht sichtbar werden.

Der Schwan ist ebenso stolz wie der Pfau, nur hat er es nicht nötig, sich zu spreizen und ein Rad zu drehen, um majestätisch zu wirken. Gemächlich gleitet er durch das Wasser. Sein langer „Schwanenhals" ermöglicht es ihm, unter der Wasseroberfläche nach Nahrung zu suchen, ohne mit seinem ganzen Körper abtauchen zu müssen. Fühlt er sich oder seine Jungen bedroht, nähert er sich fauchend mit vorgerecktem Hals und scheut auch nicht davor zurück zuzuschnappen, wenn man nicht rechtzeitig das Weite sucht.

Mit einem inneren Schwan behalte ich stets meine überlegene Haltung und werde höchstens ärgerlich und sehr wehrhaft, wenn man meine Kreise stört und mich bedrängt.

Der Strauß ist ein Laufvogel und erreicht Geschwindigkeiten von 70 km/h. Man sagt ihm (fälschlicherweise) nach, er stecke seinen Kopf in den Sand. Wenn wir uns einem Problem nicht stellen wollen, betreiben wir „Vogelstraußpolitik". Der Strauß ist der größte lebende Vogel und wirkt mit seinen dünnen, langen Beinen, den großen Füßen, seinem langen, überwiegend nackten Hals und dem kleinen Kopf darauf seltsam unproportioniert, fast ein bisschen lächerlich. Doch ist mit ihm nicht zu spaßen, da er sich mit Tritten und scharfen Krallen gut zu wehren weiß.

„Der Strauß, bestätigen die Kenner,
ist auf der Welt der schnellste Renner.
Auch hört man Staunenswertes sagen

von dem berühmten Straußenmagen.
Sei's Diamant, sei's Kieselstein,
was glänzt, würgt er in sich hinein,
so dass es oft im Bauch ihm klimpert;
sein großes Auge ist bewimpert,
an Hals und Schenkeln ist er nackt,
sein Knochenbau ist ganz vertrackt,
weil er als Flieger im Verkümmern;
auch geistig zählt er zu den Dümmern."
(Eugen Roth 1989, 364)

Ein innerer Vogel Strauß kann mir die Fähigkeit geben, meinen Kopf (vielleicht auch etwas hochmütig) in alle Richtungen zu wenden, ihn zur Not auch in den Sand zu stecken, oder einfach ganz schnell davon zu laufen. Trotz meiner eher lächerlichen äußeren Erscheinung löst meine imposante Größe und meine Angriffslustigkeit bei meiner Umwelt Respekt aus.

Das Huhn ist eher bescheiden. Es nimmt brav seinen Platz im Hühnervolk ein, legt seine Eier und wird meist (in Legebatterien in verachtenswerter Weise zusammengepfercht) auf diese Funktion reduziert. Freilebend verbringt es den Tag damit, geduldig im Sand zu scharren, um eventuell etwas Essbares aufpicken zu können. „Ich wollt, ich wär ein Huhn, dann hätt ich nichts zu tun; ich legte jeden Tag ein Ei, und samstags auch mal zwei ... ich wäre dämlich, aber froh", lautete ein Schlager der späten 20er Jahre. Vielleicht mag diese Schlichtheit und Anspruchslosigkeit des Hühnerdaseins uns dazu gebracht haben, manche Frauen und Mädchen als „dummes Huhn" zu bezeichnen. „Auch ein blindes Huhn findet mal ein Korn" heißt so viel wie, dass auch der Dümmste durch Zufall mal Erfolg haben kann.

Mit einem inneren Huhn zähle ich als Individuum nicht so viel. Meine Existenz ist eher daran gebunden, zu funktionieren und mich in eine Gemeinschaft einzugliedern. Andererseits kann mir dies ein sehr entspanntes, wenig aufregendes Leben ermöglichen.

e) Säugetiere

pflanzen sich geschlechtlich fort und die meisten von ihnen gebären ihre Jungen, die sich in der Gebärmutter bereits entwickelt haben, lebend. Ihr Name rührt daher, dass sie diese nach der Geburt aus Milchdrüsen an Brust oder Bauch mit Milch säugen. Die Säugetiere zählen im Tierreich zu unseren nächsten Verwandten. Sie stellen die meisten unserer Haus-, Hof- und Nutztiere und leisten uns als solche oftmals treue Dienste. Ihre Artenvielfalt ist so groß, dass es bei manchen von ihnen schwerfällt zu glauben, dass sie der gleichen Spezies angehören. So war ich bei Fledermaus, Nashorn oder Känguru fast unsicher, ob sie wirklich Säugetiere sind, so fremdartig erschienen sie mir zunächst. Im Gegensatz dazu ist unsere Verwandtschaft mit den Primaten auf den ersten Blick ersichtlich und wird von uns auch mit viel Interesse an den Verhaltensähnlichkeiten beantwortet. Aber auch das Schwein weist physiologisch viel Ähnlichkeit mit uns auf, ein Gedanke, der nicht immer als sympathisch empfunden wird. Von den Säugetieren wählte ich solche aus, die in etwa die unterschiedlichen Lebensbereiche (Haus- und Hoftiere, Waldtiere, auch im Zoo lebende Wildtiere), in denen wir die Tiere in der Kindheit meist kennengelernt haben, abdecken. So entstand folgende Verteilung, auf die ich in der hier genannten Reihenfolge weiter eingehen werde.

Haus- und Hoftiere: Pferd, Esel, Schwein, Kuh, Stier, Ziege/Ziegenbock, Widder, Schaf, Katze, Hund
Waldtiere: Wolf, Fuchs, Fledermaus, Maus, Eichhörnchen, Hase, Igel, Wildschwein, Reh, Hirsch
Zootiere: Steinbock, Affe, Bär, Kamel, Känguru, Giraffe, Elefant, Nashorn, Nilpferd, Löwe, Tiger

Haus- und Hoftiere: Pferd, Esel, Schwein, Kuh, Stier, Ziege/Ziegenbock, Widder, Schaf, Katze, Hund

Das Pferd dient dem Menschen seit Tausenden von Jahren als Zug- und Lasttier. Es findet sich sogar schon auf den Höhlenzeichnungen der Steinzeit abgebildet. Dementsprechend hat es für uns Menschen vielfältige Bedeutung. Es erscheint uns als Wildpferd, als Zirkuspferd, als Turnierpferd, als Rennpferd, als niedliches Pony, als stolzer Hengst, brave Stute, als Vollblutpferd und Kaltblüter, als „Zugpferd“ oder lahmer Ackergaul und kann auch in unserem Inneren in solch unterschiedlicher Weise repräsentiert sein. Geflügelt oder umgewandelt in ein Einhorn zeigen sich Pferde als märchenhafte Zauberwesen. Für manchen Menschen findet sich „das Glück dieser Erde auf dem Rücken der Pferde". Auch Hufeisen bringen Glück; ebenso kann man beim Pferderennen sein Glück machen oder sich um Kopf und Kragen wetten, wenn man „aufs falsche Pferd gesetzt" hat. Vieles aus der Welt der Pferde erhält für uns metaphorische Bedeutung. „Einem geschenkten Gaul schaut man nicht ins Maul", denn an seinem Gebiss kann man sein wahres Alter erkennen. „Erzähl mir nichts vom Pferd" sagen wir, wenn jemand uns anflunkert. Eingebildete Leute „sitzen auf einem hohen Ross"; es kann aber auch sein, dass wir „arbeiten müssen wie ein Pferd"; Menschen, die unnachgiebig auf ihren Grundsätzen beharren, sind „Prinzipienreiter", und ein „Steckenpferd" bezeichnet nicht nur ein früheres Spielzeug, sondern eben auch ein Hobby.

Ein inneres Pferd kann uns Freiheit, Unabhängigkeit, Anmut und Eleganz schenken. Wenn uns jemand die Sporen gibt und wild an unserem Zaumzeug zerrt, spüren wir das Joch unseres Alltags, und es bleibt uns vielleicht nur noch eine Ahnung von dem, was wir hätten sein können.

Der Esel ist ein naher Verwandter des Pferdes und kann sogar mit ihm gepaart werden. Auch er dient als Reit- und Lasttier und wird doch ungleich abfälliger von uns bewertet. Er gilt als störrisch und dumm und von weitaus schlichterem Wesen und Aussehen als ein edles Pferd.

> „Ein Esel warf einmal eine Löwenhaut um sich her, lustwandelte mit stolzen Schritten im Wald und schrie sein „Ia Ia" mit aus allen Kräften, um die anderen Tiere in Schrecken zu setzen. Alle erschraken, nur der Fuchs nicht. Dieser trat keck vor ihn und höhnte ihn: „Mein Lieber, auch ich würde vor dir erschrecken, wenn ich dich nicht an deinem ‚Ia' erkannt hätte. Ein Esel bist und bleibst du!" Mancher Einfältige in prächtigem Gewande gälte mehr, wenn er schwiege, denn: Mit Schweigen sich niemand verrät."(überliefert nach Äsop)

„Wenn es dem Esel zu gut geht, geht er aufs Eis". Eine „Eselei begehen", „Eselsohren in seine Bücher zu machen", eine „Eselsbrücke bauen" sind nicht gerade rühmliche Verhaltensweisen. Auf einem Esel zu reiten, war trauriges Privileg armer Leute. Entsprechend bezeichnen wir ein Fahrrad als „Drahtesel". Die Bibel schildert den Esel als Fortbewegungsmittel, das Maria und Josef zur Verfügung stand. In kaum einer unserer Weihnachtskrippen wird ein Eselchen als Zeichen von würdevoller Schlichtheit und gleichzeitiger Wärme und Geborgenheit der dargestellten Szene fehlen. Im Märchen gibt es den Goldesel, der einen einfachen Müllersgesellen reich und glücklich macht.

Ein innerer Esel kann helfen, uns hartnäckig und störrisch gegen noch so kluge Argumente zu widersetzen oder auch selbstgenügsam auf steinigem Grund unseren Weg zu gehen. Er gibt uns die Narrenfreiheit, Eseleien zu begehen und uns nicht um das Hohngelächter der Anderen zu scheren.

Das Schwein wird wie kein anderes Tier mit ambivalenten Assoziationen bedacht. „Du Ferkel!", „Dummes Schwein!", „Alte Sau!" gehören zum deutschen Schimpfwortfundus, und wenn jemand „die Sau rauslässt", verhält er sich irgendwie egoistisch und grenzüberschreitend. „Man muss ein Schwein sein in dieser Welt, Schwein sein; man muss gemein sein in dieser Welt, gemein sein...", trällert mancher von uns schmunzelnd mit. Und gleichzeitig gibt es Glücksschweinchen aus Marzipan, die man zu Silvester verschenkt, und wenn einem etwas Gutes passiert, hat man „Schwein gehabt". In Religionen wie dem Islam und dem Judentum gilt das Schwein als unrein. So wundert es nicht, wenn Jesus davor warnt, „Perlen vor die Säue zu werfen". In der Tat hat das Schwein als anspruchsloser Allesfresser und Abfallbeseitiger mit einer der unseren sehr ähnlichen physiologischen Struktur in seinem Fleisch leicht all die Abfallprodukte gespeichert, die wir lieber nicht mit dem Schweinefleisch zu uns nehmen sollten. In Schweinemastbetrieben gehen wir unwürdig mit diesen sehr intelligenten Tieren um und verachten sie hinterher noch dafür. Menschen, die Unwürdiges ertragen müssen, bezeichnen wir als „armes Schwein". Das Schwein verkörpert aber auch das mütterlich Säugende ebenso wie das niedrig Schmutzige. So erscheint uns eine verdreckte, unaufgeräumte Wohnung als „Schweinestall" oder „Schweinerei". Sexuell schlüpfrige Witze bezeichnen wir als „versaut". Wenn Menschen sich anderen gegenüber gemein verhalten haben, nennen wir das eine „Sauerei".

Ein inneres Schwein kann mir helfen, mich auf mich und mein persönliches Wohlempfinden zu besinnen, es mir gut gehen zu lassen, auch wenn meine Mitwelt mich dann für ein Schwein hält. Für uns Frauen kann die Sau, die entspannt daliegt, während sie ihre kleinen Ferkel säugt, ein gutes Modell sein, unsere Mutterrolle mit mehr Muße und Gelassenheit zu betrachten.

Die Kuh mit ihrem sanftmütigen, ruhigen Wesen wird nicht umsonst als Verkörperung des Mutterarchetyps betrachtet (vgl. Kapitel 4), denn sie ernährt uns Menschen gleich in doppelter Hinsicht. Sie versorgt uns nicht nur mit ihrem Fleisch, sondern schenkt uns darüber hinaus noch ihre Milch und weitere für uns lebensnotwendige Produkte. Wiederkäuend steht sie in Herden auf unseren Wiesen und gehört damit mehr zu unserem Landschaftsbild, als dass wir ihr als Tier besondere Aufmerksamkeit beimessen. In unserer industrialisierten Welt betrachten wir Kühe wohl in erster Linie als Fleisch- und Milchlieferanten, denn als beseelte Wesen. Wir sprechen von „dummer Kuh" und „Rindvieh" und offenbaren damit unsere Verachtung.

Eine innere Kuh kann uns ruhige Gemächlichkeit geben, einfach da zu sein, um des Daseins willen, ohne etwas beweisen oder uns gegen andere behaupten zu müssen. Unser Leben kann aber auch langweilig und eintönig werden, wenn wir es versäumen, die innere Gelassenheit durch lebendige Herausforderung zu ergänzen.

Der Stier, als männliches Gegenstück zur mütterlichen Kuh, verkörpert Männlichkeit und sexuelle Potenz. Während bei der Kuh das Milch spendende Euter im Vordergrund steht, und sie kaum als gehörntes Wesen wahrgenommen wird, stehen die Hörner des Stiers im Vordergrund, was z.B. im Stierkampf in besonderer Weise gewürdigt wird. Das rote Tuch, das dem wutschnaubenden Stier dort präsentiert wird, um ihn noch mehr zu reizen, findet sich in der Redewendung „rot sehen" wieder. Der Stier gehört zu den Tierkreiszeichen und wird hier dem Element Erde und dem Planeten Venus zugeordnet.

Ein innerer Stier kann mir ein Gefühl von geballter männlicher Kraft geben, mich aber auch in blinder Wut dazu bringen, mich selbst zu vergessen.

Der Ziegenbock/die Ziege gehörten zu den ersten Wildtieren, die vom Menschen für seine Zwecke gezähmt wurden. Da sie sich vorwiegend von Dornbüschen, Gräsern und holzigen Stengeln ernähren, können sie auch in trockenen und gebirgigen Gebieten überleben. Ziege und Ziegenbock werden ähnlich wie der Esel, obwohl selbstgenügsam, als zickig oder als bockig assoziiert.

„Die Böcke mit des Hornes Bürde,
besitzen kämpferische Würde,
man tut drum gut, sie nicht zu kränken

durch die Behauptung, dass sie stänken.
Hier, schriftlich, sei's getrost getan,
weil ja der Bock nicht lesen kann.
Kein Mensch hat ernsthaft dran gedacht,
dass er den Bock zum Gärtner macht.
Der Maibock schuf uns frohe Stunden,
der Sündenbock wird schnell gefunden.
Ins Bockshorn, das wär noch zu sagen,
lass dich nicht ohne weitres jagen;
doch auch das Meckern lasse du:
Hast du schon Hörner, dann stoß zu!"
(Eugen Roth 1989, 67)

Ein innerer Ziegenbock (eine innere Ziege) lässt mich nicht nur störrisch wie ein Esel sein, sondern auch noch wehrhaft und nicht ganz ungefährlich.

Das Schaf ist robust, genügsam, friedfertig und geduldig. Es erscheint uns als naiv und unschuldig, als „dummes Schaf", während der Begriff „schwarzes Schaf" ausdrückt, dass jemand aus der Reihe tanzt und sich eher daneben benimmt. In der folgenden Fabel von Äsop wird der geduldige Charakter des Schafes deutlich, das sich in sein Schicksal fügt und nicht weiter aufbegehrt.

„Man sagt, dass zur Zeit, als die Tiere noch sprechen konnten, das Schaf zu seinem Herrn geredet habe: „Du tust sonderbar daran, dass du uns, die wir dir Wolle, Käse und Lämmer schenken, nichts gibst als das, was wir uns auf der Erde selbst suchen, dem Hunde aber, der dir nichts dergleichen gewährt, von jeder Speise mitteilst, die du selbst hast." Als der Hund dies hörte, soll er gesagt haben: „Beim Jupiter, ich bin es ja, der dich und deine Gefährten bewacht, damit ihr nicht von Dieben gestohlen oder vom Wolfe zerrissen werdet. Denn ihr würdet, wenn ich euch nicht bewachte, nicht einmal in Ruhe weiden können." Hierauf soll es auch das Schaf recht und billig gefunden haben, dass der Hund ihm vorgezogen wurde" (überliefert nach Äsop).

Ein inneres Schaf kann meine Bereitschaft ausdrücken, mich anderen Menschen in aller Unschuld anzuvertrauen, ihnen gerne auch nützlich sein zu wollen ohne Gegenleistung dafür zu verlangen. Gleichwohl kann diese Bereitschaft von anderen ausgenutzt werden, ohne dass ich mich dagegen wehren könnte, weil ich es vielleicht noch nicht einmal merkte.

Der Widder ist eines der Tierkreiszeichen und hier dem Element Feuer und dem Planeten Mars zugeordnet. Mit dem männlichen Schaf, dem Schafsbock, assoziieren wir weniger Angriffslustigkeit und Bockigkeit als mit einem Ziegenbock. Die friedfertigen Eigenschaften des Schafes sind auch bei ihm zu finden. Seine Hörner sind nach innen gedreht und dienen deshalb eher dazu, etwas zu rammen als etwas aufzuspießen.

Ein innerer Widder kann mir Wehrhaftigkeit schenken, ohne dass ich permanent Widerstand leisten muss (wie vielleicht ein störrischer Ziegenbock) oder meine Stärke unter Beweis stellen will (wie vielleicht ein wilder Stier).

Die Katze ist eines der beliebtesten Haustiere. Sie schnurrt nicht nur, sondern kratzt und beißt, manchmal sogar fast gleichzeitig. Erscheint sie einigen von uns deswegen als charakterlos und eigensinnig, wird sie von anderen aus demselben Grunde geliebt und geradezu verehrt. Ihre stolze Unabhängigkeit wird als Charaktertiefe empfunden, die sich keiner Dressur unterwirft und nur den eigenen Maßstäben verpflichtet ist. Obgleich niedliche Schmusekatze, ist sie ein Raubtier, das nicht nur dem allseits gern gesehenen Mäusefang frönt, sondern auch Jungvögel frisst.

> „Aus überreichem Weisheitsschatze
> schöpft unser Volk in puncto Katze.
> Sprichwörter gibt's da einen Haufen:
> Man soll sie nicht im Sacke kaufen,
> doch auch nicht aus demselben lassen.
> Man sagt: Wie Hund und Katz sich hassen,
> gleich ihr verbergen seine Krallen,
> stets wieder auf die Füße fallen,
> wie sie gehn um den heißen Brei,
> dass sie nur treib Katzbalgerei,
> dass man ihr nicht den Speck vertrau,
> dass nachts sei'n alle Katzen grau,
> dass sie das Mausen nie verlerne –
> kurz ziemlich lieblos ist im Kerne."
> (Eugen Roth 1989, 122)

Man sagt, eine Katze habe sieben Leben, weil sie (dank ihres hochentwickelten Gleichgewichtsorgans und schneller Reflexe) selbst oder gerade aus großer Höhe meist wieder auf die Füße fällt. Ohne Probleme balanciert sie auf schmalen Kanten. Ihre Katzenaugen leuchten faszinierend im Dunkeln. Ebenso gibt es aber auch „Muskelkater", „Katzenjammer", „Katzenwäsche" sowie „Katzenmusik" und überhaupt kann „alles für die Katz sein".

Eine innere Katze hat die Freiheit, sich Streicheleinheiten abzuholen, ohne etwas dafür tun zu müssen. Sie kann sogar ihre Raubtiernatur ohne Reglement und Bestrafung ausleben, da sie eben so ist, wie sie ist.

Der Hund ist uns Menschen schon seit der Steinzeit ein treuer Gefährte. Als domestizierte Form des Wolfes zeigt er noch manche Eigenschaft (Gebiss, Wolfskralle), die auf seinen Urvater zurückgeht. So dürfen wir bei aller Hundeliebe nicht vergessen, dass er nach wie vor ein Raubtier ist. Aufgrund seiner Gelehrigkeit und aus Ergebenheit dem Menschen gegenüber, den er als Rudelführer anerkennt, lässt er sich zum Hütehund, Jagdhund, Wachhund, Blindenhund, Schlittenhund, Bergrettungshund, Polizeihund oder auch zum Schoßhund und Begleithund erziehen. Weil es nicht jedem Menschen gelingt, die Raubtiernatur seines Hundes unter Kontrolle zu halten, kommt es auch immer wieder (vor allem bei Kindern, die von Hunden als rangniedriger angesehen werden) zu Bissverletzungen. Viele Kinder und auch noch mancher Erwachsener haben Hunden gegenüber phobische Ängste. So erscheint uns der Hund als putziger Spielgefährte aber auch als furchterregendes Ungeheuer, als Höllenhund.

„Auch spricht man roh und voller Hohn
von „hündisch" und von „Hundesohn".
Der Schoßhund ist von Lieb umgeben,
doch möchte kein Hund so länger leben".
Der Mensch wüsst gerne, gramzerwühlt,
wie sich ein Hund denn selber fühlt:
ob menschenüberlegen, freudig,
ob minderwertig, mies und räudig,
ob dummer Hund, ob krummer Hund –
doch schweigt des Hundes stummer Mund.
Und bis der Mensch herausgekriegt,
wo denn der Hund begraben liegt,
kann selbst er vor die Hunde gehen –
wie soll der Hund da uns verstehn?"
(Eugen Roth 1989, 157f)

Ein innerer Hund kann für die Fähigkeit stehen, sowohl treu ergeben, zutraulich und verspielt, aber auch bissig, wehrhaft und angriffslustig sein zu können.

Waldtiere: Wolf, Fuchs, Fledermaus, Maus, Eichhörnchen, Hase, Igel, Wildschwein, Reh, Hirsch

Der Wolf als wilder Vorfahr unseres Haushundes wird doch ungleich weniger geliebt und geachtet. In Märchen und Fabeln (unter dem Namen Isegrim) tritt er als der böse Wolf in Erscheinung, der die Geißlein oder Rotkäppchens Großmutter frisst und jeweils ein unrühmliches Ende findet.

> „Ein Hirte, der einen erst kurz geworfenen jungen Wolf gefunden hatte, nahm ihn mit sich und zog ihn mit seinen Hunden auf. Als derselbe herangewachsen war, verfolgte er, sooft ein Wolf ein Schaf raubte, diesen auch zugleich mit den Hunden. Da aber die Hunde den Wolf zuweilen nicht einholen konnten und deshalb wieder umkehrten, so verfolgte ihn jener allein und nahm, wenn er ihn erreicht hatte, als Wolf ebenfalls teil an der Beute; hierauf kehrte er zurück. Wenn jedoch kein fremder Wolf ein Schaf raubte, so brachte er selbst heimlich eines um und verzehrte es gemeinschaftlich mit den Hunden, bis der Hirte, nach langem Hin- und Herraten das Geschehene inneward, ihn an einen Baum aufhängte und tötete.
> Die Fabel lehrt, dass die schlimme Natur keine Gemütsart aufkommen lässt." (überliefert nach Äsop)

Diese „schlimme Natur" des Wolfes war vorwiegend in dessen Jagdinstinkt begründet. Als die Menschen noch weitgehend als Jäger für ihre Nahrung sorgten, war ihnen der Wolf ein Konkurrent. Später mussten sie fürchten, dass er sich mit „Wolfshunger" ihrem Nutzvieh räuberisch näherte. „Der Wolf im Schafspelz" geht zurück auf das Bibelzitat: „Seht Euch vor falschen Propheten vor, die in Schafskleidern kommen, inwendig aber sind sie reißende Wölfe" (Mat. 7, 15). Im Reißwolf und im Fleischwolf finden wir diese aggressiv zerstörerische Seite des Wolfes alltagssprachlich aufgegriffen („wie durch den Wolf gedreht"), ebenso bei dem Ausdruck „sich einen Wolf laufen", wenn wir von unangenehm schmerzenden Hautentzündungen sprechen. Der Wolf ist aber ebenso ein treu für seine Jungen sorgendes, nach klaren Regeln in der Gemeinschaft organisiertes Rudeltier, wovon sich wohl die Redewendung „mit den Wölfen heulen" ableitet. Vielleicht gerade aus diesem Grund ist die Vorstellung des „einsamen Wolfes" so berührend traurig. In der Dichtkunst finden wir die Ambivalenz zwischen Faszination und Abscheu aufgegriffen in der Vorstellung des Werwolfes, in Hesses „Steppenwolf" oder in Jack Londons „Wolfsblut".

Ein innerer Wolf kann mir helfen, sowohl meiner eigenen Natur als auch meinem Rudel gegenüber aus tiefer innerer Loyalität heraus treu zu sein. Man kann mich nicht abrichten und domestizieren. Wenn ich meinem Jagdinstinkt folge, kann ich kompromisslos zum reißenden Raubtier werden.

Der Fuchs ist ein besonders intelligentes Tier und erscheint in der Fabel als schlauer (Reinecke) Fuchs, der andere Tiere mit List und Tücke in den Hinterhalt führt.

> „Ein Rabe hatte einen Käse gestohlen, flog damit auf einen Baum und wollte dort seine Beute in Ruhe verzehren. Da es aber der Raben Art ist, beim Essen nicht schweigen zu können, hörte ein vorbeikommender Fuchs den Raben über dem Käse krächzen. Er lief eilig hinzu und begann den Raben zu loben: „O Rabe, was bist du für ein wunderbarer Vogel! Wenn dein Gesang ebenso schön ist wie dein Gefieder, dann sollte man dich zum König aller Vögel krönen!" Dem Raben taten diese Schmeicheleien so wohl, dass er seinen Schnabel weit aufsperrte, um dem Fuchs etwas vorzusingen. Dabei entfiel ihm der Käse. Den nahm der Fuchs behend, fraß ihn und lachte über den törichten Raben." (überliefert nach Äsop)

In den Redewendungen „ausgefuchst", „das fuchst mich" (ärgert mich), „Pfennigfuchser" wird die dem Fuchs unterstellte verschlagene, boshafte Seite deutlich. Der zur Familie der Hunde gehörende Allesfresser, der nicht nur Mäuse, Kaninchen oder Regenwürmer vertilgt, sondern sich auch an Obst und Hausmüll gerne gütlich tut, ist demgegenüber eher als nützliches Tier einzuordnen. Er frisst vor allem leicht zu erbeutende alte und kranke Tiere, sogar Aas, und fördert in dieser Weise das ökologische Gleichgewicht seines Lebensumfeldes. Hielt man ihn lange Zeit für einen Einzelgänger, weiß man doch mittlerweile, dass Füchse (obwohl sie nicht wie die Wölfe auf gemeinschaftlichen Beutefang angewiesen sind) in Familienverbänden zusammenleben.

Ein innerer Fuchs kann mir helfen, auf meinen Verstand zu vertrauen und selbst in kniffligen Lagen nach kreativen und ungewöhnlichen

Lösungsmöglichkeiten und Tricks zu suchen. Es kann aber auch sein, dass sich mancher dann von mir ausgetrickst fühlt.

Die Fledermaus wirkt märchenhaft und geheimnisvoll, fast wie ein kleiner Vampir. Dank ihres inneren Sonarsystems fliegt sie bei Nacht zielsicher und mit großer Geschwindigkeit und kam nicht ohne Grund als Batman zu filmischer Berühmtheit. Ihre dunkle Farbe, ihre unklare Identität zwischen Maus und Vogel, ihre ausschließliche Nachtaktivität (die sie am Tage unsichtbar werden lässt) und ihre seltsame Ruheposition (an den Krallen kopfüber nach unten hängend) lässt sie manchen Menschen als unheimlich erscheinen (als wäre sie mit dunklen Mächten im Verbund).

> „Eine Fledermaus fiel in das Gras. Sofort stürzte ein Wiesel auf sie zu und wollte sie verspeisen. „Ach!“ piepste die Fledermaus in Todesangst. „Was willst du? – Was tust du? O lasse mich am Leben!“ „Ich kann nicht, ich hasse dich, weil ich alle Vögel hasse“, fauchte das Wiesel. Die Fledermaus besann sich einen Augenblick. „Ich bin doch kein Vogel; ich kann die Vögel nicht leiden; ich bin doch eine Maus!“ beteuerte sie. Da schenkte ihr das Wiesel das Leben. Kurze Zeit nachher hatte die Fledermaus dasselbe Unglück. Wieder war ein Wiesel daran, ihr den Hals durchzubeißen. „Du sollst augenblicklich gefressen werden“, sagte es, „ich hasse alle Mäuse und dich auch!“ „Aber ich bin doch keine Maus, ich kann die Mäuse nicht leiden! Ich bin doch ein Vogel!“ beteuerte die Fledermaus. „Was du nicht sagst –, entschuldige!“ antwortete das Wiesel. Und die Fledermaus kam wirklich wieder mit dem Leben davon.“ (überliefert nach Äsop)

Eine innere Fledermaus kann mir Macht im Verborgenen geben. Weitgehend unsichtbar für Andere kann ich meine dunkle Seite ausleben. Wenn man mich erwischt, bin ich mit allen Wassern gewaschen, um mich doch noch zu entziehen.

Die Maus löst trotz ihrer Unscheinbarkeit vielfältige Reaktionen bei uns aus. Verschiedene Assoziationen und Redewendungen ranken sich um sie: „Jemand ist eine graue Maus“ oder „arm wie eine Kirchenmaus“. „Mucksmäuschenstill“ wollen wir mal „Mäuschen sein“ oder uns am liebsten in ein „Mauseloch verkriechen“. „Da beißt die Maus keinen Faden ab“ und „mit Speck fängt man Mäuse“. Etwas ist zum

„Mäusemelken“ und „wenn die Katze aus dem Haus ist, tanzen die Mäuse auf dem Tisch“. Auch Geld nennt man „Mäuse“ und wenn ich etwas stibitze, habe ich etwas „gemaust“.

> „Warum beim Rufe: „Eine Maus!“
> Bei Fraun bricht eine Panik aus,
> wogegen Männer sich kaum rühren –
> das müsst so wer wie Freud erspüren.
> Ist sie doch wirklich wundernett,
> wenn sie hervorkommt unterm Bett,
> ein Männchen macht, ihr Bärtchen putzt
> und beim geringsten Laute stutzt,
> ins nächste Mauseloch verschlüpft,
> hoch bis in die Gardinen hüpft.“
> (Eugen Roth 1989, 199 f)

Vielleicht ist es gerade das Verhuschte an der Maus, das ihr gleichzeitig so viel Macht verleiht. Unscheinbar und aufgrund ihrer Schnelligkeit nahezu unsichtbar, ist sie bald hier und bald da und damit auch unberechenbar.

Eine innere Maus kann mir dieses flinke, im Verborgenen auch Geborgenheit Findende schenken. Als „kleine Maus“ werde ich obendrein noch von manch anderem Menschen liebevoll und fürsorglich beschützt.

Das Eichhörnchen ist eines der anmutigsten Nagetiere und Säugetiere insgesamt. Sein Anblick zaubert vielen Menschen ein Lächeln ins Gesicht. Dank ihres langen buschigen Schwanzes, mit dem sie ihr Gleichgewicht halten, turnen Eichhörnchen wie Akrobaten durch die Wipfel der Bäume. Ihre scharfen Krallen helfen ihnen dabei, an der Baumrinde Halt zu finden. Sie machen keinen Winterschlaf und müssen deshalb Vorräte anlegen, von denen sie sich in der kalten Jahreszeit ernähren können. Ihre emsige Futtersuche hat wohl die Redewendung „mühsam ernährt sich das Eichhörnchen“ hervorgebracht.

Ein inneres Eichhörnchen kann mir helfen, mich mit Fleiß, Freude und Anmut einer Aufgabe zu widmen, selbst wenn sie mühsam ist.

Der Hase findet bei uns alljährlich als Osterhase besondere Beachtung. In den beiden Auswertungen von Brem-Gräser war er das von den Kindern am häufigsten erwähnte Säugetier (vgl. Kapitel 7). Im Märchen vom Hasen und dem Igel wird der Hase vom Igel und dessen Frau überlistet. Auch in Redewendungen erscheint er als eher dumm und hilflos („Mein Name ist Hase, ich weiß von nichts“; „da liegt der Hase im Pfeffer“; „jemandem etwas hinter die Löffel geben“) oder ängstlich (Angsthase, Hasenherz, Hasenfuß).

> „Die Hasen klagten einst über ihre missliche Lage; „wir leben“, sprach ein Redner, „in steter Furcht vor Menschen und Tieren, eine Beute der Hunde, der Adler, ja fast aller Raubtiere! Unsere stete Angst ist ärger als der Tod selbst. Auf lasst uns ein für allemal sterben.“ In einem nahen Teich wollten sie sich nun ersäufen; sie eilten ihm zu; allein das außerordentliche Getöse und ihre wunderbare Gestalt erschreckte eine Menge Frösche, die am Ufer saßen, so sehr, dass sie aufs Schnellste untertauchten. „Halt“, rief nun eben dieser Sprecher, „wir wollen das Ersäufen noch ein wenig aufschieben, denn auch uns fürchten, wie ihr seht, einige Tiere, welche also wohl noch unglücklicher sein müssen als wir.“
> Lass dich nie durchs Unglück niederschlagen; es gibt immer noch Unglücklichere, mit deren Lage du nicht tauschen möchtest.“ (überliefert nach Äsop)

Ebenso spricht man aber auch von einem „alten Hasen“ und bewundert die Fähigkeit der Tiere, bei großer Geschwindigkeit noch Haken schlagen zu können. Hasen leben im Gegensatz zu Kaninchen allein und graben keinen Bau, sondern nur eine flache Mulde, in der sie den Tag schlafend verbringen. Erst ab der Dämmerung werden sie aktiv. Ihre Jungen werden bereits mit Fell bedeckt und mit geöffneten Augen (als „Nestflüchter“) geboren, damit auch sie in der Lage sind, sich zur Not durch Flucht retten zu können. Ist die Mutter unterwegs auf Futtersuche, drücken sie sich bei Gefahr regungslos in ihre Mulde, um nicht entdeckt zu werden.

Ein innerer Hase kann Ausdruck für meine Vorsicht, Furchtsamkeit oder Fluchtbereitschaft sein. Er kann mich aber auch ermutigen, meine Verfolger durch Haken schlagen abzuschütteln oder Gefahren abzuwenden, indem ich einfach nur „meine Lauscher aufstelle“, mich ganz still verhalte und abwarte.

Der Igel besticht durch sein Stachelkleid, in das er sich so wunderbar „einigeln“ kann, dass von Kopf, Bauch und Beinen nichts mehr zu sehen ist. Als völlig unangreifbare, ja unberührbare Kugel trotzt er mit aufgerichteten Stacheln manchem Angreifer. Im Märchen vom Hasen und dem Igel, ebenso in der Figur des Mecki, die viele Jahre lang die Kinderseite einer bekannten Fernsehzeitschrift zierte, erscheint er als pfiffig und gewitzt. Als nachtaktives Tier erbeutet er Insekten, Regenwürmer, Schnecken und Mäuse und landet leider allzu oft auch überfahren am Straßenrand.

Ein innerer Igel kann mir einen undurchdringlichen Stachelpanzer schenken, der mich zwar vor Angriffen schützt, mich gleichzeitig aber auch im liebevollen Miteinander unberührbar macht. Zugleich erscheint ein (innerer) Igel als niedliches, putziges Kerlchen, das von den Menschen trotz seines Stachelkleides geliebt und gerne über kalte Winter gebracht wird.

Das Wildschwein ist die wildlebende Stammform unseres Hausschweins. Wildschweine leben in Rotten von meist miteinander verwandten Tieren, angeführt von einer erfahrenen Leitbache. Ausgewachsen haben sie in unseren Wäldern so gut wie keine Feinde, außer dem an der Schwarzwildjagd interessierten Menschen. So kann das Wildschwein gemütlich mit seinem Rüssel den Waldboden nach Engerlingen, Würmern oder Knollen durchstöbern und sich in Schlammlöchern suhlen. Ein Keiler wird sich mit seinen gefährlichen Hauern auch nur dann auf uns stürzen, wenn er sich von uns bedroht fühlt.

Ein inneres Wildschwein erlaubt mir, lustvoll die (Wild)Sau rauszulassen und mich bei Bedarf erfolgreich gegen Angreifer zu wehren.

Der Hirsch mit seinem majestätischen Geweih löst bei uns Respekt und Bewunderung aus. Seinen Kopfschmuck mit Imponierverhalten jedem potenziellen Konkurrenten präsentierend, stolziert er als „Platzhirsch" würdevoll einher. In der Brunftzeit im Herbst hat er viel Stress und magert regelmäßig stark ab, weil er seine Hirschkühe zusammenhalten und obendrein noch kämpfend gegen andere Hirsche verteidigen muss. Nach der Paarung wirft er sein Geweih ab, damit es ab dem Frühjahr wieder nachwachsen kann. Die größten Hirschgeweihe können 36 oder mehr Enden haben; manche Jäger hängen es sich nach erfolgreicher Hirschjagd an die Wand. Der röhrende Hirsch als Gemälde durfte früher in keinem spießigen Wohnzimmer fehlen. Zu den 45 Hirscharten gehören z.B. der Rothirsch, der Damhirsch, der Wapiti, der Elch und das Reh.

Ein innerer Hirsch kann meinem Bedürfnis nach Würde und Anerkennung Ausdruck verleihen. Er ermächtigt mich, ein Revier zu beanspruchen und zu verteidigen und verdeutlicht mein Potenzial.

Das Reh ist die kleinste einheimische Hirschart. Rehe sind Einzelgänger, die sich nur im Winter zu kleineren Gruppen zusammenschließen. Die Kitze haben ein weiß geflecktes Tupfenkleid. Als Bambi kam eines bei Walt Disney zu großem Bekanntheitsgrad. Die anmutigen, scheuen Rehe lösen bei uns Menschen Freude und Begeisterung aus, wenn es uns gelingt, in freier Natur einen Blick auf sie zu erhaschen.

> „Nicht oft glückt's, dass man Hirsche seh;
> Doch kennt – noch! – jedes Kind das Reh, (...)
> Denn fehlt's an Mut auch unserem Rehchen,
> anmutig ist's vom Kopf bis Zehchen.
> Wie freun die Tierlein uns die frommen,
> die abends aus dem Walde kommen
> und friedlich in dem Kleefeld grasen.
> Wir, die im Zug vorüberrasen,
> schrein laut: „Ein Reh!" und winken, deuten
> und zeigen's glücklich fremden Leuten."
> (Eugen Roth 1989, 89)

Ein inneres Reh kann mir Sanftmut und Bescheidenheit bei gleichzeitiger Anmut und natürlicher Eleganz schenken.

Zootiere: Steinbock, Affe, Bär, Kamel, Känguru, Giraffe, Elefant, Nashorn, Nilpferd, Tiger, Löwe

Der Steinbock ist eine Wildziegenart, deren Böcke kräftige, bis 1,40 m lange, sichelförmig nach hinten geschwungene Hörner haben. Steinböcke sind ausgezeichnete Kletterer und halten sich selbst im Winter meist in Felsgebieten oberhalb von 2500 m Höhe auf. Trittsicherheit auch am Abgrund und die Fähigkeit, selbst unter kargen Bedingungen zu überleben, zeichnen den Steinbock aus. Als Tierkreiszeichen ist er dem Element Erde und dem Planeten Saturn zugeordnet.

Ein innerer Steinbock kann mir Zähigkeit, die Fähigkeit zu Askese sowie jederzeit einen guten Überblick verschaffen. Er kann mir auf eine eher unaufdringliche und zurückgezogene Art Stolz und Würde verleihen.

Der Affe ähnelt uns in Aussehen und Verhalten von allen Säugetieren am meisten. Teilweise wirkt er wie eine Karikatur des Menschen, und vielleicht deshalb nennen wir jemanden „affig", wenn er sich nicht ganz ernst zu nehmend oder lächerlich verhält (z.B. „wie ein Affe auf dem Schleifstein"). Im Zoo können wir uns manchmal an den Affen nicht satt sehen. Große Menschentrauben hängen regelmäßig vor dem Affenfelsen, und es kann sein, dass wir erpicht darauf sind, bei ihnen stellvertretend Dinge zu beobachten, die wir uns selbst nicht in der Öffentlichkeit gestatten dürfen. So steht der Affe vielleicht auch für die Freude am lustvollen („affengeilen"), eher unangepassten Verhalten, welches (obwohl eine „Affenschande") einem selbst viel Freude bringt, von anderen Menschen aber eher negiert und verachtet wird („Mich laust der Affe!" „Klappe zu, Affe tot!"). Mütterliche „Affenliebe" und die Fähigkeit zu unkonventionellem Denken und Handeln verdeutlicht die folgende Fabel.

> „Jupiter kam einmal, begleitet von seinen Mitgöttern, zur Erde herab, denn er hatte den Tieren versprochen, ihre Nachkommen anzusehen und dem schönsten Jungen einen Preis zu geben. Von allen Seiten strömten die Tiere herbei; und da wimmelte es von jungen Säugetieren, Vögeln und Fischen. Auch eine Äffin drängte sich zu den Göttern; stolz trug sie ihr Affenkind im Arme. Aber ach – was war es für ein nacktes, flachnasiges, kleines Geschöpf! Als die Götter es sahen, brachen sie in lautes Gelächter aus. Eng drückte die Affenmutter ihr verspottetes Kindchen an sich. „Lacht nur!", sagte sie. „Überhaupt – Jupiter kann seinen Preis geben, wem er will! Ich brauche ihn nicht; ich werde doch immer mein Kleines am schönsten finden." (Rackham 1919; zitiert von Brem-Gräser 2006, 41)

Ein innerer Affe kann mir Lebensfreude, Ausgelassenheit und die Fähigkeit, mich selbst nicht immer ganz ernst nehmen zu müssen, schenken. Ich kann mich aber auch für andere zum Clown machen um den Preis, dass ich dann von ihnen nicht mehr ernst genommen werde.

Der Bär ist „bärenstark", hat einen „Bärenhunger", liegt gern mal „faul auf der Bärenhaut" und hat als Teddybär wohl schon bald jedem von uns in der Kindheit Trost geschenkt – vielleicht weil uns seine Mischung aus Stärke und Tapsigkeit sehr berührt. Als Wappentier der Stadt Berlin und als Symbol fallender Börsenkurse erfährt der Bär besondere Würdigung. Anderen „einen Bären aufzubinden" oder ihnen „einen Bärendienst zu erweisen" bezeichnet dagegen eher unrühmliches Verhalten. Bären sind Einzelwesen, Raubtiere zwar, aber auch Allesfresser, vor allem für ihre Liebe zu süßem Honig, den sie wilden Bienenvölkern rauben, berühmt. Als Tanzbären abgerichtet wurden sie früher als Jahrmarktsbelustigung missbraucht. Bärenmütter verteidigen ihre Jungen äußerst aggressiv und erbittert auch gegen Artgenossen.

Ein innerer Bär kann sehr gemütlich und gutmütig sein, und ist gleichzeitig in der Lage, bei Bedrohung zu einem gefährlichen Gegner zu werden, der zu wahrer Körpergröße aufgerichtet andere das Fürchten lehrt.

Das Kamel oder Trampeltier wird in den nördlichen Wüstensteppen Asiens in großer Zahl als Haustier gehalten und geschätzt. Für viele Hirten ist es als Reit- und Lasttier, Fleisch-, Milch-, Fell- und Wolllieferant unentbehrlich. Seine Höcker dienen dem Kamel als Energiespeicher, sein dichtes Fell hält nachts warm und sorgt tagsüber für Kühlung. Nicht umsonst sind Kamelhaardecken und -mäntel sehr beliebt. Kamele können tagelang ohne Wasser auskommen, sogar Salzwasser trinken und sich von Pflanzen ernähren, die für andere Tiere giftig sind. Gutmütig im Wesen, können sie große Lasten geduldig in ruhig schaukelndem Passgang über weite Entfernungen transportieren. Dies hat ihnen den Namen „Wüstenschiff", aber auch die Bezeichnung „dummes Kamel" eingetragen, womit es für seine Selbstgenügsamkeit nicht unbedingt gewürdigt wird.

Ein inneres Kamel kann mich durch harte Zeiten tragen und mir helfen, mein inneres Gleichgewicht selbst unter schwierigen Bedingungen nicht zu verlieren.

Das Känguru gehört zu den Beuteltieren. Sein Junges ist bei Geburt nur ca. 2,5 cm groß. Aus eigener Kraft klettert es in den Beutel am Bauch der Mutter, in dem sich auch die Zitzen befinden, und wird dort noch weitere Monate ausgetragen. Diese innige Symbiose zwischen Mutter und Jungtier, das Bild des kleinen Kängurus, das aus dem Beutel der Mutter keck und gut umsorgt herausschaut, steht für viele Menschen im Vordergrund, wenn sie an ein Känguru denken. Gleichzeitig können die größten dieser Tiere mithilfe ihres kräftigen Schwanzes und ihrer Hinterläufe bis zu 10 Meter weite und 3 Meter hohe Sprünge machen und durchaus auch mit ihren Vorderpfoten boxen. Alle Kängurus sind Pflanzenfresser, die in der Dämmerung und in der Nacht aktiv sind.

Ein inneres Känguru kann Ausdruck meiner Fürsorglichkeit und meines Verantwortungsgefühls sein. Es kann mir auf die Sprünge helfen oder mich darin unterstützen, trotz eigener Verpflichtungen zu großen Sprüngen in der Lage zu sein.

Die Giraffe imponiert durch ihre Körperhöhe, vor allem ihren langen Hals, der ihr Weitblick und Überblick verschafft. Ein Giraffenbulle kann über 5 Meter hoch werden, höher als jedes andere Tier. Giraffen haben sehr gute Augen, so dass sie Mitglieder ihres Rudels aus über einem Kilometer Entfernung erkennen können. Die friedfertigen Wiederkäuer durchstreifen, die Blätter der Baumkronen abweidend, in wechselnden Gemeinschaften ohne starke hierarchische Ordnung die afrikanischen Savannen.

> „Zum Schönsten wohl, was Gott erschaffen,
> zählt man von jeher die Giraffen.
> Der Forscher nennt sie ein Gedicht,
> wenn sie im weißen Tropenlicht
> still stehn, bei einer Schirm-Akazie,
> ein Bild voll wunderbarer Grazie.
> Zwei Meter zwanzig sind sie lang,
> ein plumper Pass ist oft ihr Gang.
> Doch wenn sie in Galopp sich setzen,
> kann sie ein Rennpferd kaum erhetzen."
> (Eugen Roth 1989, 58)

Eine innere Giraffe kann mir Weitsicht, Gleichmut und Friedfertigkeit schenken. Allein meine Größe lässt mich die Alltagsprobleme aus einer anderen, höheren Perspektive betrachten.

Der Elefant richtet im Porzellanladen allerlei Schaden an, gilt allerdings auch als besonders kluges und gelehriges Tier mit einem hervorragenden Gedächtnis. Elefanten haben ein verhältnismäßig großes Gehirn und gehören zusammen mit Menschenaffen und Delfinen zu den intelligentesten wildlebenden Säugetieren. Im Gegensatz zu den anderen Dickhäutern kann man auf ihnen reiten und ihnen allerlei Zirkuskunststücke beibringen. Elefanten leben gesellig in Herden von 10 bis 20 Tieren, die von einem alten Weibchen angeführt werden. Jungtiere werden nicht nur von ihrer Mutter, sondern auch von anderen Weibchen der Herde betreut. Verletzte, trächtige und alte Tiere werden von der Gemeinschaft ebenso geschützt. Junge Bullen verlassen nach ihrer Geschlechtsreife mit ca. 12 Jahren die Herde. Alte Bullen sind Einzelgänger. Elefanten riechen, atmen und trinken mithilfe ihres Rüssels; beim Trompeten nutzen sie ihn auch zur Verständigung. Mit ihm können sie Äste abbrechen aber auch himbeergroße Früchte ernten.

Ein innerer Elefant kann mir Größe, Weisheit und Gemeinschaftssinn schenken. Als sensibler, mit Stoßzähnen bewaffneter Dickhäuter vereint er in sich kraftvolle und zarte Seiten.

Das Nashorn gab es schon vor 35 Millionen Jahren. So erscheint uns auch heute insbesondere das einhornige Panzernashorn, mit seiner wie Panzerplatten wirkenden Haut, wie ein Tier aus grauer Vorzeit. Das Spitzmaulnashorn hat, ebenfalls sehr gefährlich wirkend, zwei Hörner, von denen das vordere mehr als einen Meter lang werden kann. Das Sehvermögen der Nashörner ist schlecht – vielleicht ein Grund, dass man manchmal blinde, alles vernichtende Wut und Jähzorn mit diesen an sich friedfertigen Pflanzenfressern assoziiert. Werden sie gereizt, können sie mit großer Geschwindigkeit von bis zu 50 Stundenkilometern, das Horn voran, wie ein rasender Koloss auf die vermeintliche Bedrohung zu galoppieren („rasend vor Wut"). Nashörner sind Einzelgänger; Jungtiere bleiben noch zwei Jahre bei ihrer Mutter.

Ein inneres Nashorn kann mir helfen, innerlich und äußerlich gut gerüstet, wehrhafte Wutgefühle zu mobilisieren. Es kann mich aber auch daran hindern, diese Wut der Situation angemessen zu dosieren.

Das Flusspferd kann hervorragend über mehrere Minuten hinweg tauchen und sich fast leichtfüßig am Grund von Flüssen und Seen fortbewegen. Während es den Tag im Wasser zubringt, um nicht zu überhitzen, kommt es nachts an Land, wo es sich von Gräsern und anderen Bodenpflanzen sowie von abgefallenen Baumfrüchten ernährt. Die riesigen Eckzähne dienen den geselligen Tieren lediglich als Droh- und Kampfwaffen bei Auseinandersetzungen innerhalb der Herde. Ähnlich wie Frosch und Krokodil hat das Flusspferd Augen, Ohren und Nasenlöcher auf einer Höhe angeordnet, so dass es im Wasser stehend schlafen kann, während nur ein Bruchteil seines Kopfes zur Atmung weiterhin aus dem Wasser reicht. Mit dem Flusspferd verbinden wir einen Dickhäuter, der in seiner Klobigkeit, im Vergleich mit Nashörnern und Elefanten, auch etwas Anrührendes hat, den man dadurch aber vielleicht auch unterschätzt.

Ein inneres Flusspferd gibt mir imposante Massigkeit und ein bedrohliches Aussehen bei gleichzeitiger (vielleicht auch etwas naiv wirkender) Friedfertigkeit.

Der Tiger ist ein Einzelgänger und die größte der verschiedenen Raubkatzenarten. Männliche und weibliche Tiere begegnen sich nur zur

Paarung; Jungtiere bleiben für zwei Jahre bei ihrer Mutter. Tiger sind gute Schwimmer und klettern nur ausnahmsweise. Sie ernähren sich vorwiegend von Huftieren und jagen in der Nacht; manche Tiger werden auch zu Menschenfressern. Im Dschungel lebend, gibt ihm sein charakteristisches gestreiftes Fell eine gute Tarnung. Er gilt uns Menschen als eines der gefährlichsten und imposantesten Raubtiere, was zum Beispiel in Rudyard Kiplings Dschungelbuch durch den Tiger Shir Khan oder den „Tiger im Tank" einer Benzinwerbung zum Ausdruck kommt.

> „Warum erregen wir Raubtiere, wenn man uns nennt, weit mehr Aufmerksamkeit des Menschen als unsere zahmeren Gefährten?" fragte der Tiger den Löwen. „Weil wir Furcht einjagen", antwortete der Löwe. „Nein, ich glaube", versetzte der Tiger, „weil wir Bewunderung einflößen. Ich spüre jedes Mal, dass der Mensch bei unserem Anblick bis in die Knochen hinein von Bewunderung ergriffen wird. Es ist, als ob er in unseren Vorzügen seine geheimsten Ideale erkennt." „Wir können unsere Meinungen vereinen", schloss der Löwe: „In unserer Gegenwart erzittert der Mensch vor sich selbst." (Aellen 1937, zitiert von Brem-Gräser 2006, 40)

Ein innerer Tiger kann mir ein Gefühl von Größe und Gefährlichkeit bei gleichzeitiger Geschmeidigkeit geben. Mich aus dem Hinterhalt anschleichend, werde ich als einsamer Jäger stets die Oberhand gewinnen.

Der Löwe ist die einzige Großkatze, die im Rudel lebt. Charakteristisch ist ihr lautes Brüllen („Gut gebrüllt Löwe!"). Löwen klettern nie. Im Löwenrudel bleiben die Weibchen zeitlebens zusammen; sie jagen auch gemeinsam die Beute. Hinterher holen sich oft die männlichen Tiere zuerst ihren *Löwenanteil*, bevor alle anderen fressen dürfen. Löwen sind tagaktive, jedoch eher träge Tiere. Vor allem die männlichen Exemplare mit ihrem mächtigen Kopf und ihrer eindrucksvollen Mähne haben in ihrer Gemächlichkeit etwas Würdevolles, das den Menschen seit Urzeiten angeregt hat, den Löwen als König der Tiere zu identifizieren.

> „Es dient den Dichtern aller Grade
> der Löwe häufig zur Ballade.
> In Erz gegossen, bildgehauert,
> Jahrtausende schon mancher dauert.

Und gerne stets zu Rate zog
ihn Astronom und Astrolog. (...)
Zwar noch im Dunkeln tappen wir,
seit wann's ihn gibt als Wappentier;
im Schilde wird geführt der Leu
von Löwenherz und Löwenbräu,
vom Löwenwirt nach altem Brauch
und Löwenapotheker auch."
(Eugen Roth 1989, 116)

Ein innerer Löwe (bei Frauen speziell die innere Löwin) kann mir heldenhaften Löwenmut und eine natürliche Würde und Überlegenheit (ohne Angriffslustigkeit wie z.B. beim Tiger) geben. Ich muss mich nicht zähnefletschend auf meine Gegner stürzen, sondern herrsche allein schon durch mein Dasein und meine königliche Ausstrahlung.

„Eine Füchsin, die auf ihre Fruchtbarkeit stolz war, schalt eine Löwin, dass sie nur ein einziges Junges zur Welt brächte. Die Löwin antwortete ihr darauf: „Fürwahr, ich bringe nur eines zur Welt, aber dieses einzige ist ein Löwe." (überliefert nach Aesop)

Kurzanleitung zur Arbeit mit dem Inneren Team mit Tieren

„Schauen Sie sich einmal all diese Tiere an und lassen Sie sie auf sich wirken. Vielleicht fühlen Sie sich von einzelnen ganz besonders angesprochen, während andere Ihnen eher gleichgültig sind. Wenn Sie sich nun vorstellen, Sie wären ein Tier, mit welchem von diesen hier könnten Sie sich identifizieren?“

Sollte jemand schon an dieser Stelle nicht in der Lage sein, ein Tier für sich zu finden, muss man abbrechen. Stattdessen kann man z. B. fragen, welches Tier eine wichtige Bezugsperson (Partnerin, Elternteil, bester Freund o. ä.) für den Klienten ausgewählt hätte, weil es manchmal leichter ist, sich selbst mit den Augen anderer zu betrachten. So findet die Übung trotz Abbrechens eine Abrundung.

„Vielleicht haben Sie bei Ihrem Suchprozess gemerkt, dass es durchaus mehrere Tiere gab, auf die Ihre Wahl hätte fallen können. Deshalb bitte ich Sie nun, nicht nur dieses eine, sondern insgesamt sogar sechs Tiere auszuwählen, mit denen Sie sich identifizieren können und die für Sie und Ihre unterschiedlichen Seiten stehen können.“

(Tiere in Ruhe und ohne Kommentierung auswählen lassen.)
Wenn jemand unbedingt 7 Tiere braucht, kann man es zulassen. Wenn es jemand beim besten Willen nicht gelingt, insgesamt sechs Tiere auszuwählen, kann man ein oder zwei blind ziehen lassen. Ich habe in einem solchen Fall auch schon meine Intuition spielen lassen und von mir aus ein bis zwei Tiere vorgeschlagen, die ich mit dem Anderen verband. Er konnte dann jeweils sagen, ob es passte oder nicht und wurde dadurch in seinem eigenen Suchprozess stärker motiviert.
(Ausgewählte Tiere im Kreis aufstellen.)

„Beschreiben Sie mir bitte, welche Ihrer Eigenschaften Sie mit den einzelnen Tieren verbinden.“

Die auf diese Frage folgenden Schilderungen geben schon wertvolle Hinweise auf die Ausgewogenheit der Persönlichkeit sowie die Differenziertheit der Selbstwahrnehmung. Hier kann es sein, dass jemand z.B. lauter Häschen, Kätzchen, Schäfchen, Vögelchen oder ähnliches aufgestellt hat, die letztlich alle für die gleiche Art von Eigenschaft stehen (z.B. verletzlich oder einfühlsam zu sein). Diese Einseitigkeit würde kaum helfen, innere Konflikte zu lösen, da Wut und Autonomiestreben noch gar keine Berücksichtigung gefunden haben. Dennoch bietet sich gleichzeitig eine gute Vorlage, dem Klienten an späterer Stelle zu demonstrieren, in welcher Weise er selbst dazu beiträgt, sich abhängig und ohnmächtig zu fühlen.

„Stellen Sie sich vor, diese Mannschaft wäre Ihr Inneres Team. Sie sind der Teamchef. Bei allem, was Sie erleben, denken oder fühlen, ist dieses Team beteiligt. Wenn die einzelnen Mitglieder einander kennen und achten und je nach ihren Fähigkeiten gut zusammenarbeiten, werden Sie in Ihrem Leben sehr erfolgreich sein. Wenn Sie sich aber gegenseitig bekämpfen oder gar versuchen, einzelne Mitglieder rauszumobben, dann werden Sie merken, dass Sie in Ihrem Leben nicht vorankommen. Vielleicht machen Sie immer wieder die gleichen Fehler, vielleicht sind Sie häufig krank oder fühlen sich einfach nur mies und wissen gar nicht warum. Deshalb ist es für uns interessant, das Zusammenspiel in Ihrem Inneren Team genauer zu untersuchen.
Das können wir am besten tun,

- *wenn wir uns einer konkreten Frage oder Thematik widmen, die Sie zur Zeit in Ihrem Leben besonders beschäftigt, bzw.*
- *wenn wir jetzt zu der Ausgangsfrage zurückkehren, die Sie zu mir geführt hat. Versuchen Sie diese Frage noch einmal möglichst präzise zu formulieren, damit die Mitglieder Ihres Inneren Teams darauf antworten können.“*

(Sich Zeit nehmen, um die Frage herauszuarbeiten.)
Dieser Prozess allein hilft dem Klienten, sich klarer auf das zu fokussieren, wofür er sich eine Lösung wünscht. Stellt er die Frage nämlich zu allgemein, sage ich: „Ich glaube das können Ihre Tiere, oder zumindest einzelne von ihnen, so noch nicht verstehen“.

„Wen hören Sie jetzt als erstes, der sich zu Wort melden möchte, oder wer ruft sogar am lautesten?

Wen hören Sie als nächstes? Antwortet jemand auf die Worte des Vorredners, indem er zustimmt oder widerspricht?

Wer spricht als nächstes?"

Je nachdem, was zutage tritt, beginne ich bereits die Stellung der Tiere leicht zu verändern, z. B. indem ich zwei Tiere, die in Konfrontation miteinander sind, im Kreis einander gegenüber stelle und sage:

„Also die zwei stehen einander im Streit gegenüber: Zu welcher Position wollen sich denn die anderen dazugesellen? Wohin stellen die sich?"

Hat jedes Tier seine Meinung gesagt und in dem Konflikt eine Position bezogen, die dafür, dagegen oder neutral sein kann, werden alle Figuren entsprechend ihrer Position angeordnet, so dass die Fronten deutlich werden (z. B. ein Patt oder einer gegen alle).

An dieser Stelle ist erst einmal ein Innehalten angesagt, denn die Klienten sind oft verblüfft, was zutage tritt, und wie sehr sich ihre innere Not aus der Aufstellung ablesen lässt. Meist gebe ich nochmals einige Erklärungen über das Zusammenwirken der Kräfte im Inneren Team (z. B.: Eine Wandergruppe ist nur so schnell wie ihr langsamstes Mitglied. Wenn sich die inneren Anteile bekämpfen, subtrahiert sich die Gesamtkraft. Wer ausgeschlossen wird, kommt als Untergrundkämpfer zurück und bahnt sich heimlich seinen Weg.). Dann beginnt der in diesem Buch mehrfach beschriebene Klärungsprozess – ähnlich dem, der in der Paar- oder Teamarbeit bei Konflikten angeboten wird.

Literatur

Assagioli, R. (1993): Psychosynthese. Handbuch der Methoden und Techniken. Rowohlt Taschenbuch Verlag, Reinbek bei Hamburg

Bach, G. R., Torbet, L. (1985): Ich liebe mich – ich hasse mich. Fairness und Offenheit im Umgang mit sich selbst. Rowohlt Taschenbuch Verlag, Reinbek

Brem-Gräser, L. (2006): Familie in Tieren. Die Familiensituation im Spiegel der Kinderzeichnung (11. Aufl. 2014). Ernst Reinhardt, München

Der Physiologus (2005): Tiere und ihre Symbolik. Anaconda, Köln

Enzyklopädie (2003): Tiere faszinierend und geheimnisvoll. Lingen Verlag, Köln

Gallegos, E. S. (2004): Indianisches Chakraheilen. Erd Verlag, München

Goulding, M. (2005): Kopfbewohner oder wer bestimmt dein Denken? Junfermann, Paderborn

Jaffé, A. (1988): Bildende Kunst als Symbol. In C. G. Jung, M.-L. von Franz, L. H. Henderson, J. Jacobi, A. Jaffé: Der Mensch und seine Symbole. 11. Aufl. Walter-Verlag, Otten, S. 232–271

Jung, C. G. (1988): Zugang zum Unbewussten. In C. G. Jung, M.-L. von Franz, L. H. Henderson, J. Jacobi, A. Jaffé: Der Mensch und seine Symbole. 11. Aufl. Walter-Verlag, Otten, S. 20–103

Kast, V. (2007a): Die Dynamik der Symbole. Grundlagen der Jungschen Psychotherapie. Patmos, Düsseldorf

Kast, V. (2007b): Die Tiefenpsychologie nach C. G. Jung. Eine praktische Orientierungshilfe. Kreuz, Stuttgart

Kos, M., Biermann. G. (2002): Die verzauberte Familie. Ein tiefenpsychologischer Zeichentest (6. Aufl. 2017). Ernst Reinhardt, München

Kriz, J. (2007): Grundkonzepte der Psychotherapie. 6. Aufl. Beltz PVU, Weinheim

Leutz, G. (1986): Das klassische Psychodrama nach J. L. Moreno. Springer, Berlin / Heidelberg

Leveton, E. (2004): Mut zum Psychodrama: Ein praktischer Leitfaden. 7. Aufl. Isko-Press, Hamburg

Mertens, S. (2008): Der Elefant, der nicht geträumt wurde. Eine Psychotherapie mit Fritz Riemanns Persönlichkeitsmodell. Ernst Reinhardt, München / Basel

Moreno, J. L. (2007): Gruppenpsychotherapie und Psychodrama. 6. Aufl. Thieme, Stuttgart

Naranjo, C. (1986): Techniken der Gestalttherapie. 2. Aufl. Isko-Press, Hamburg

Orban, P. (2005): Der multiple Mensch. Über die Vielfalt jeder Seele. Schirner, Darmstadt

Perls, F. S. (1987): Gestalt, Wachstum, Integration. 3. Aufl. Junfermann, Paderborn

Perls, F. S., Hefferline, R. F., Goodman, P. (1988): Gestalt-Therapie. Lebensfreude und Persönlichkeitsentfaltung. 4. Aufl. Klett-Cotta, Stuttgart

Riemann, F. (2007): Grundformen der Angst (45. Aufl. 2019). Ernst Reinhardt Verlag, München

Roth, E. (1989): Eugen Roths Großes Tierleben. Carl Hanser, München / Wien

Satir, V. (2007): Meine vielen Gesichter. Wer bin ich wirklich? 9. Aufl. Kösel, München

Schulz von Thun, F. (2007): Miteinander reden 3. Das „Innere Team" und situationsgerechte Kommunikation. 16. Aufl. Rowohlt Taschenbuch Verlag, Reinbek bei Hamburg

Schulz von Thun, F., Kumbier, D. (Hg.) (2008): Impulse für Beratung und Therapie. Kommunikationspsychologische Miniaturen 1. Rowohlt Taschenbuch Verlag, Reinbek bei Hamburg

Schwartz, R. C. (2007): Systemische Therapie mit der inneren Familie. 5. Aufl. Klett-Cotta, Stuttgart

Soppa, P. (2006): Psychodrama. Ein Leitfaden. 2. Aufl. VS Verlag, Wiesbaden

Stone, H., Stone, S. (2000): Du bist viele. Das 100fache Selbst und seine Entdeckung durch die Voice-Dialogue-Methode. 4. Aufl. Heyne, München

Würmli, M., Ring, W. (2008): Der Kinderbrockhaus Tiere. Brockhaus, Mannheim

Zerling, C., Bauer, W. (2003): Lexikon der Tiersymbolik. Mythologie, Religion, Psychologie. Kösel, München

Zimbardo, P. G., Gerrig, R. J. (2008): Psychologie. 18. Aufl. Pearson Studium, München

Sachregister